최신 시뮬레이션

New Simulation

최신 시뮬레이션

[편집위원]

정 혜 영 (경동대학교 간호학과)
남 현 아 (호원대학교 간호학과)
심 선 숙 (경동대학교 간호학과)
이 경 남 (한림성심대학교 간호학과)
이 상 복 (경동대학교 간호학과)
이 애 영 (강릉영동대학교 간호학과)
정 연 (경동대학교 간호학과)

[저 자]

구 자 성 (강릉영동대학교 간호학과)
길 명 숙 (강릉영동대학교 간호학과)
김 미 옥 (단국대학교 간호학과)
김 현 아 (한림성심대학교 간호학과)
하 영 옥 (안산대학교 간호학과)

dh 대한나래출판사

DaehanNarae Publishing, Inc.

#1507 SK V1 Tower
Younmujang 5 gagil 25, Sungdong-gu,
Seoul 04782, Korea
TEL: +82-2-922-7080
FAX: +82-2-922-0841
E-mail: nrpub@naver.com
Website: www.dhpub.com

최신 시뮬레이션

New Simulation

발행일 2019년 8월 25일
저자 정혜영 외
발행인 최용원
편집디자인 이은의
표지디자인 이은의
교정·교열 홍혜미
발행처 **대한나래출판사** (등록 제2012-000051호/1994.6.10)
주소 서울시 성동구 연무장 5가길 25, SK V1 Tower 1507호 (성수동 2가 315-61)
전화 (02) 922-7080
팩스 (02) 922-0841
이메일 nrpub@naver.com
홈페이지 www.dhpub.com

ISBN 978-89-5741-674-7

정가 25,000원

Preface

New Simulation

경제 및 교육수준의 향상으로 건강에 대한 관심이 높아지고 있는 현재, 대상자의 건강문제를 일선에서 책임지고 있는 간호사는 최신의료지견을 바탕으로 간호를 제공해야 하며, 간호교육 현장도 급변하는 의료환경을 반영하여야 한다.

본 '최신 시뮬레이션'은 다양한 간호현장에서 실제 적용할 수 있도록 간호이론을 기반으로 임상실무 역량을 높일 수 있는 지침서가 되기를 기대하면서 집필하게 되었다.

본서는 총 4장으로, 1장은 성인건강 간호, 2장은 아동건강 간호, 3장은 여성건강 간호, 4장은 지역사회 간호로 구성되어 있으며, 간호현장에서 가장 많이 접할 수 있는 간호문제를 중심으로 복합적인 상황을 구사하였다. 하지만 시뮬레이션 교수-학습방법이 실제의 위험한 상황을 제거하고 가능한 상황을 첨가하여 가장 기본적이며 중요한 요소를 한정하여 문제해결 능력을 키우는 목적을 달성하도록 임상이나 지역사회에서의 복잡한 상황은 배제하였다. 시뮬레이션 수업은 학습자가 간호현장과 거의 비슷한 여건에서 안전하고 빠르게 현실을 경험할 수 있도록 하며, 학습자들이 팀을 구성하여 간호문제를 해결함으로써 참여율을 높이고, 학습자 간의 상호작용과 의사소통능력을 향상시키고 교수자의 즉각적인 회환으로 학습의 흥미와 동기를 유발시킨다.

본서는 학습자를 위한 지침서로 선행학습을 비롯하여 성찰일지, 태도 및 자신감 평가지로 구성되어 있으며, 이와 별도로 교수자들이 본 지침서로 수업을 진행하고자 할 때 다양한 각도로 지도할 수 있도록 훈련대본과 option을 수록하여 지도자들을 위한 지침서를 제공하고자 한다.

출판까지 1년을 목표로 편집위원들은 워크숍 및 수차례의 회의를 통해 시뮬레이션 수업의 목적을 달성하기 위한 가장 합리적인 방안과 편집을 고민하면서 다양한 의견이 도출되었다. 하지만 여러 가지 상황에 의해 햇수로 3년이 지난 이제 출판을 하게 되어 다소 아쉬움이 있지만, 더 이상 시간을 늦추지 않기 위해 최선을 다하고 적극적으로 집필에 임하신 집필진들의 노고에 감사드린다. 또한 편집을 꼼꼼히 챙겨주신 출판사의 편집선생님에게도 감사드린다.

현재는 완벽하진 않지만 수업을 하면서 요구되는 사항 등을 수렴하여 추후 개정 등을 통해 좀 더 알찬 시뮬레이션 수업의 지침서가 될 수 있도록 모든 저자들은 최선을 다할 것이다. 그동안 본서를 출판할 수 있도록 아낌없는 지원을 해 주신 대한나래출판사 사장님 이하 직원 여러분께 진심으로 감사드린다.

2019년 8월
편집위원 일동

Contents

New Simulation

1

CHAPTER

성인건강 간호를 위한 시뮬레이션

시뮬레이션 1

수술 후 간호

시뮬레이션 실습실 유의사항

일반적인 주의사항

- 음식물 반입 및 섭취 절대 금지
- 교육 전·후에는 반드시 손 씻기
- 글러브 착용(필요시)
- 볼펜, 잉크펜, 인쇄물(예: 신문 등)이 마네킹에 닿지 않도록 주의
- 실제 환자처럼 대하기

시뮬레이터 사용법 숙지

다음 항목들을 직접 해보고 방법을 완전히 숙지한 후 체크 표시하세요.

만약 방법을 모를 경우에는 조교 선생님 또는 담당 교수님께 문의하세요.

☐ Check for Pulse

☐ Check for Breathing (Chest rise)

☐ Heart & Lung Sounds

☐ Blood Pressure (Manual)

☐ Monitoring – ECG, SpO_2

☐ Emergency Cart – Equipment

☐ IV & Drug

☐ History Taking & Record Charting

☐ 의무기록지

위의 '일반적인 주의사항' 및 '시뮬레이터 사용법'을 모두 숙지하였습니다.

소속: 간호학과 학번: 이름(서명):

시뮬레이션 교육 중 동영상 촬영에 동의하겠습니다.

소속: 간호학과 학번: 이름(서명):

I. 시나리오 개요

1. 제목	수술 후 간호
2. 시나리오 운영	Instructor: 교수
	표준환자: 70대 여성
	교육대상: 4학년
	교육명: 수술 후 간호
	시나리오 수준(단순, 복합): 복합
	사전 브리핑 시간: 1시간
	시뮬레이션 운영 시간: 1조당 20분
	디브리핑 시간: 1시간
	실습장소: 시뮬레이션 룸
	디브리핑 장소: 디브리핑 룸
	비디오 녹화 여부: 녹화
	평가기준: □ 출석 % / □ 사전학습 % / □ 교수평가 % / □ 과제(보고서) % / □ 표준 환자평가 % / □ 핵심기본 간호술 %
3. 사례개요	7년 전부터 both knee pain develop되어 conservative Tx 받던 환자로 Sx가 악화되어 수술적 치료를 위해 외래 경유 입원하였다. 이학적 검사상 Lt knee medial joint line 부위에 압통 호소하였으나 patellar floating은 관찰되지 않았다. 슬관절 운동범위는 FC/FF가 좌측 10/130 보였다. 방사선 소견상 좌측 슬관절 주위에서 심한 퇴행성 변화 소견을 보이며 Lt knee medial joint space와 patello-femoral joint space narrowing과 osteophyte가 관찰되었다. 당일 마취(전신마취 또는 척추마취)하에 total knee arthroplasty left를 시행 후 병실에 도착하신 상황임. 환자는 침상안정 중이심. Hartman solution 500mL 정맥수액투여와 IV PCA 투여 중이심. 왼쪽 무릎에 배액관 삽입된 상태로 탄력붕대로 감겨져 있음.
4. 사전학습	사전 간호지식: 피내주사, 수술 후 상처배액 종류에 따른 관리법, 수술 후 통증 관리, 수술 후 합병증, 치료적 의사소통
	사전 간호술기: 피내주사, 수술 후 간호, 치료적 의사소통
5. 학습목표	• 수술 후 간호의 목적과 절차를 설명할 수 있다. • 수술 후 간호에 필요한 물품을 준비할 수 있다. • 수술 후 간호(수술부위 확인, 배액관 관리, 통증간호, 섭취와 배설, 조기이상 등)를 수행할 수 있다. • 수술 후 간호수행을 기록할 수 있다. • 환자와 의료팀과의 치료적 의사소통을 할 수 있다.
6. 학습성과의 연관성	PO PO PO PO
7. 핵심기본간호술과의 연계성	수술 후 간호, 피내주사 등
8. 연계된 임상실습교과목	기본간호학 실습, 성인간호학, 성인간호학 실습

9. 환경준비

시뮬레이션 환경(Simulated setting)	의사처방(physician order) – 전신마취

☑ Med–Surg Wd (일반병동)
(단, 투약 cart를 침상 옆 가까이 배치)
☐ ICU
시뮬레이터(Simulator needed)
☐ Other: Physico / 성인 남성 모형
작동모드(Simulation mode)
☐ Manual
☐ Programmed
소도구(Props)
☑ 환의
☑ Wounds/Dressings
☑ 금식표
표준환자에 부착할 기구/장비 (Equipment attached to standardized patient)
☑ ID band/Allergy band
☑ IV site
  ☑ Peripheral
☑ 피내주사 착용식 모형
☐ Oxygen equipment: set to
☐ SpO_2/Pulse oximeter
모니터(Monitor)
☐ Cardiac leads
☐ NIBP
☐ SpO_2/Pulse oximeter
☐ Suction
☑ Drains (Hemovac, JP bag etc.)
실습 시 필요한 장비(Equipment available in room)
☑ Vital sign equipment
☑ IV treatment cart
실습 시 필요한 소모품(Supplies available in room)
☐ O_2 delivery devices
☐ Nasal cannula
☐ Airway devices
☐ Orolaryngeal tube
☐ Other:
	1. Check V/S q 15min*2, 30mim*2, 1hr until stable
	2. NPO until gas out
	3. Semi–Fowler's position & EDBC
	4. Main fluid 100cc/hr keep
	5. Foley catheter keep
	6. Check Jackson–Pratt drain & Keep negative pressure
	7. Op Wound Obs
	8. 주사약
	  1) Normal saline 1,000mL IV
	  2) Tramadol 50mg/1mL 1amp. 3회(IV/3회)
	  3) Cefamezin(AST) 1g 1vial 3회(IV/3회)
	  4) Tramadol 50mg/1mL 1amp.(Prn) NRS 4 이상 투여, 통증 재사정 후 NRS 4 이상 지속 시 notify
	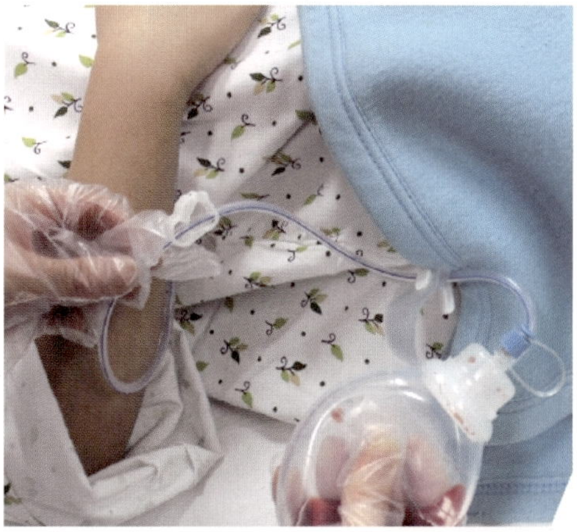
	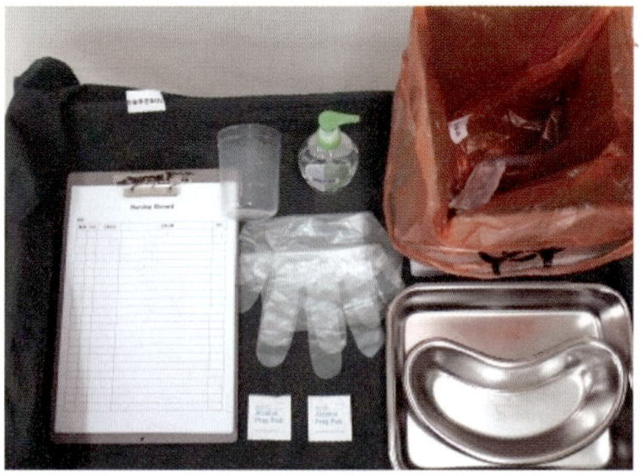

의무기록(Documentation Forms)	의사처방(physician order) – 척추마취
☑ V/S record	1. Check V/S q15min*2, 30mim*2, 1hr until stable
☑ Admission orders	2. NPO, then dinner SD → TD
☑ Physician orders	3. Don't head elevation for 6hr
☑ History & physical	4. Main fluid 100cc/hr 유지하세요.
☑ Nursing admission	5. Foley catheter keep
☑ Medication administration record	6. Check Jackson–Pratt drain & Keep negative pressure
☑ Standing(Protocol) orders	7. Op Wound Obs
☑ Lab report	8. 주사약
	1) Normal saline 1,000mL IV
	2) Tramadol 50mg/1mL 1amp. 3회(IV/3회)
	3) Cefamezin(AST) 1g 1vial 3회(IV/2회)
	4) Tramadol 50mg/1mL 1amp.(Prn) NRS 4 이상 시

10. 역할배정

- 그룹별 학생 수(recommended student group size): 3명씩 6조
- 역할 배정(Assignment of roles): S=student, F=faculty
  S1 Primary nurse(간호사의 역할)
- 교수역할 규명(identify faculty roles needed)
  1. 시뮬레이터와 환경 설정 및 평가
  2. 표준환자 교육

11. 환자정보

Patient Name	김나은		
Height	160cm	Weight	62kg
Religion	기독교		
Occupation	주부		
Primary Caregiver	딸		
Allergies	없음		
Family History	없음		
Social History	특이사항 없음		
Past Medical History	당뇨약, 고혈압약		
Immunization	특이사항 없음		
Medication	당뇨약과 고혈압약 복용 중		
Present Illness	무릎 통증		
Primary Medical Diagnosis	Primary gonarthosis, bilateral		

II. 상황소개 및 지침

<table>
<tr><td>상황 요약</td><td colspan="3">당일 total knee arthroplasty left를 마취(전신마취 또는 척수마취)하에 시행 후 병실에 도착하신 상황임.
환자는 침상안정 중이심.
Hartman solution 500mL 정맥수액 투여와 IV PCA 투여 중이심.
왼쪽 무릎에 배액관 삽입된 상태로 탄력붕대로 감겨져 있음.</td></tr>
<tr><td>환자 역할</td><td colspan="3">학습목표에 따른 상황 연출</td></tr>
<tr><td>주증상</td><td colspan="2">수술부위 통증</td><td>진단명: Primary gonarthosis, bilateral</td></tr>
<tr><td>환자이름</td><td colspan="3">김나은</td></tr>
<tr><td rowspan="3">환자특성</td><td colspan="2">연령: 70세</td><td>성별: 여성</td></tr>
<tr><td colspan="2">신장: 160cm</td><td>체중: 62kg</td></tr>
<tr><td colspan="3">병색/표정/기분/목소리/자세/몸짓/외모/복장: 환자복을 입고 누워 있으며 정맥주사와 IV PCA 투여 중이며 왼쪽 무릎에 배액관을 삽입한 상태로 탄력붕대가 감겨져 있음. 유치도뇨 삽입된 상태임</td></tr>
<tr><td>전반적 정서</td><td colspan="3">당뇨와 고혈압에 대한 치료에 잘 적응하고 있으며 의료진과 치료적 의사소통에 무리가 없으심</td></tr>
<tr><td>현재 투여되는 약물</td><td colspan="3">Hartman solution 500mL</td></tr>
<tr><td>교육 요구</td><td colspan="3">마취방법에 따른 식이와 자세교육, NRS 사정 및 IV PCA 교육, 심호흡과 기침, spirometer 교육, 배액관 관리교육, 기록</td></tr>
<tr><td rowspan="6">환자가 재현해야 하는 증상</td><td>1조</td><td colspan="2">“저기, 제 물컵 좀 주세요.”
수술 후 통증호소 NRS 2로 대답한다.
Tip: 전신마취 후 금식이나 보조테이블에 있는 물을 달라고 하는 등 Cue를 활용하여 운영할 수 있다.</td></tr>
<tr><td>2조</td><td colspan="2">“머리가 아파요.” “언제부터 뭘 먹을 수 있어요?”
수술 후 통증호소 NRS 2로 대답한다.
Tip: 환자에게 베개를 사용하고 있도록 하여 척수마취 후 교육에 대한 Cue를 활용하여 운영할 수 있다.</td></tr>
<tr><td>3조</td><td colspan="2">“너무 아파요.”
수술 후 통증호소 NRS 6으로 대답한다.
Tip: 통증의 원인을 다영하게 연출한다.</td></tr>
<tr><td>4조</td><td colspan="2">과다 수액주입으로 호흡을 가쁘게 숨쉰다(정맥주사 속도를 빠르게 해 놓는다).</td></tr>
<tr><td>5조</td><td colspan="2">방광팽창으로 아랫배가 불편한 모습을 한다.</td></tr>
<tr><td>6조</td><td colspan="2">수술부위 불편감을 호소한다(무릎 밑에 습기가 있도록 준비하고 배액관에 출혈을 연출한다).</td></tr>
<tr><td rowspan="6">환자가 간호사에게 해야 하는 질문</td><td>1조</td><td colspan="2">“언제까지 물 먹으면 안 되나요?”
“조금 전에 금식을 모르고 물을 먹었는데 큰일 나는 것 아닌가요?”</td></tr>
<tr><td>2조</td><td colspan="2">“언제부터 밥 먹을 수 있어요?”</td></tr>
<tr><td>3조</td><td colspan="2">“진통제를 꼭 맞아야 하나요?”
“자가통증조절기를 누르는 대도 너무 아파요.”
“처방된 진통제 안 맞으면 안 되나요?”</td></tr>
<tr><td>4조</td><td colspan="2">“헉헉, 숨쉬기가 갑자기 답답해요!”
“수액이 빨리 들어가도 괜찮나요?”</td></tr>
<tr><td>5조</td><td colspan="2">“아랫배가 불편해요!”</td></tr>
<tr><td>6조</td><td colspan="2">“왼쪽 다리가 이상해요!”
“배액이 안 되도 되나요?”</td></tr>
</table>

Ⅲ. 수업운영

<table>
<tr><td>주제</td><td colspan="3">수술 후 간호</td><td colspan="3">예정시간:</td></tr>
<tr><td>교육 목표</td><td colspan="6">수술 후 환자에게 비판적 사고에 근거한 간호과정을 적용하고 임상적 추론을 하여 간호중재를 수행한다.</td></tr>
<tr><td>참가 학생수</td><td colspan="6">평가기준</td></tr>
<tr><td rowspan="2">명</td><td>☐
출석</td><td>☐
사전학습</td><td>☐
교수평가</td><td>☐
과제(보고서)</td><td>☐
표준환자평가</td><td>☐
핵심기본간호술</td></tr>
<tr><td>%</td><td>%</td><td>%</td><td>%</td><td>%</td><td>%</td></tr>
<tr><td>시간</td><td colspan="3">수업운영 계획</td><td colspan="3">비고</td></tr>
<tr><td>50분</td><td colspan="3">• 출석 확인
• 조 편성 및 평가기준 확인
• 환자 소개, 수술 후 간호에 대하여 학습
• 시뮬레이션 실습실 라운딩</td><td colspan="3">• 1조당 3~4명
• 선행학습 확인(시험)
• 시나리오 제시하고 학습목표 토의
• 동영상 활용하여 오리엔테이션</td></tr>
<tr><td colspan="7">조별 Sim-room 이동</td></tr>
<tr><td>20분</td><td colspan="3">1조 scenario 구현</td><td colspan="3">• 2조는 1조 모니터링
• 다른 조는 핵심기본간호술</td></tr>
<tr><td>10분</td><td colspan="3">2조 Sim-room 이동</td><td colspan="3">• 1조 디브리핑 룸으로 이동하여 mapping 및 간호과정, 성찰일지 작성</td></tr>
<tr><td>20분</td><td colspan="3">2조 scenario 구현</td><td colspan="3">• 3조는 2조 모니터링
• 다른 조는 핵심기본간호술</td></tr>
<tr><td>10분</td><td colspan="3">3조 Sim-room 이동</td><td colspan="3">• 2조 디브리핑 룸으로 이동하여 mapping 및 간호과정, 성찰일지 작성</td></tr>
<tr><td>20분</td><td colspan="3">3조 scenario 구현</td><td colspan="3">• 4조는 3조 모니터링
• 다른 조는 핵심기본간호술</td></tr>
<tr><td>10분</td><td colspan="3">4조 Sim-room 이동</td><td colspan="3">• 3조 디브리핑 룸으로 이동하여 mapping 및 간호과정, 성찰일지 작성</td></tr>
<tr><td>20분</td><td colspan="3">4조 scenario 구현</td><td colspan="3">• 5조는 4조 모니터링
• 다른 조는 핵심기본간호술</td></tr>
<tr><td>10분</td><td colspan="3">5조 Sim-room 이동</td><td colspan="3">• 4조 디브리핑 룸으로 이동하여 mapping 및 간호과정, 성찰일지 작성</td></tr>
<tr><td>20분</td><td colspan="3">5조 scenario 구현</td><td colspan="3">• 6조는 5조 모니터링
• 다른 조는 모니터링 및 핵심기본간호술</td></tr>
<tr><td>10분</td><td colspan="3">6조 Sim-room 이동</td><td colspan="3">• 5조 디브리핑 룸으로 이동하여 mapping 및 간호과정, 성찰일지 작성</td></tr>
<tr><td>20분</td><td colspan="3">6조 scenario 구현</td><td colspan="3">• 다른 조는 핵심기본간호술</td></tr>
<tr><td>30분</td><td colspan="6">정리정돈 및 디브리핑 룸 이동</td></tr>
<tr><td>60분</td><td colspan="6">Debriefing
1. 현실로 되돌아와서 서로의 경험과 느낌을 공유
2. 체계적인 검토를 통해 제대로 진행되었는지 분석하고 실제 상황과 대조하여 인지하고 판단
3. 시뮬레이션을 통해 새롭게 이해하게 된 것 중 실제로 학생들에게 의미 있고 중요한 것들을 정리 및 반영</td></tr>
</table>

IV. 선행학습

1. 수술 후 합병증에 대하여 서술하시오.

2. 배액의 목적을 설명하시오.

3. IV PCA 사용법에 대하여 대상자에게 교육할 내용을 서술하시오.

4. 수술 후 통증관리에 대하여 서술하시오.

V. 간호진단 도출 평가

사례에서 도출된 간호진단과 간호진단을 내린 주관적, 객관적 자료를 기술하고 각 간호진단의 간호중재에 대하여 기술하시오.

주관적 자료 및 객관적 자료	간호진단	간호계획

VI. 조별 디브리핑

1. 구현한 동영상을 보고 성찰한 내용을 서술하시오.

- 어떤 상황이었는가?

- 잘한 점

- 미흡한 점

2. 다른 조의 동영상을 보고 성찰한 내용을 서술하시오.

[______ 조]

- 어떤 상황이었는가?

- 잘한 점

- 미흡한 점

[_______ 조]

- 어떤 상황이었는가?

- 잘한 점

- 미흡한 점

[_______ 조]

- 어떤 상황이었는가?

- 잘한 점

- 미흡한 점

VII. 디브리핑

1. 대상자는 어떤 상황이었는가?

2. 가장 잘한 점은 무엇이었나?

3. 가장 어려웠던 점은 무엇이었나?

4. 전체적으로 환자간호를 어떻게 수행했다고 평가하는지?

5. 이 환자의 우선적인 문제가 무엇이라고 판단했는가?

6. 문제를 해결하기 위해 우선적으로 수행할 간호활동은 무엇이라고 판단했는가?

7. 오늘 배운 것을 기반으로 실제 상황에 어떻게 적용할 수 있겠는가?

8. 오늘 배운 것 중에서 가장 중요한 것 한 가지를 꼽으라면 무엇인가?

9. 오늘 배운 것 중에서 기억에 남는 것은 무엇인가?

10. 실제로 이 간호활동을 수행했는가?

11. 수행했다면 그 결과를 확인하였는가? 확인의 근거는 무엇이었는가?

12. 실제로 간호활동을 수행하지 못했다면 그 이유는 무엇인가?

13. 우선적인 간호문제 이외에 다른 간호문제는 없었는가?

VIII. 성찰일지

시뮬레이션 시작 전과 후의 흐름에 따라 자신을 성찰하고 필수작성 요소와 육하원칙에 맞추어 작성하시오.

Reflective Paper 필수작성 요소

- 정서(Affective): 시뮬레이션 실습의 목적을 달성하기 위한 과정에서 얻었던 감정, 느낌 등
- 행위(Behavioral): 시뮬레이션 실습 환경에 대한 반응으로 취한 실제행동이나 취하지 못한 행동 등
- 인지(Cognitive): 논리적 사고와 추론

IX. 평가도구

1. 표준환자

학생 성명: 학번:

번호	내용	매우 동의	동의	보통	반대	매우 반대
1	표준화 환자와의 만남이 매우 현실적이었다.					
2	표준화 환자와의 만남은 학생의 지식을 측정하기 위한 좋은 방법이다.					
3	표준화 환자와의 만남은 학생의 기술을 측정하기 위해 좋은 방법이다.					
4	표준화 환자와의 만남은 유용한 학습경험이었다.					
5	표준화 환자의 피드백은 건설적이었다.					
6	실제 현장의 환자와 같이 느껴졌다.					
7	표준화 환자와의 만남을 통해 내 능력에 대한 자신감이 생겼다.					
8	표준화 환자와의 만남을 통해 간호수행에 안정감이 생겼다.					
9	표준화 환자와의 만남은 환자와의 관계 형성 능력을 측정하기 위한 좋은 방법이다.					
10	표준화 환자와의 만남은 매우 가치 있는 일이다.					
합계						
기타						

2. 교수용

번호	항목	안함 0	부족 1	충분 2
1	손 씻기를 수행한다.			
2	본인 소개를 한다.			
3	사례에 따라 준비가 필요한 물품이나 기구를 준비한다.			
4	대상자를 확인한다.			
5	처방을 확인한다.			
6	주호소와 연관된 문진을 실시한다.			
7	주호소와 관련된 신체검진 실시 및 간호중재를 한다.			
8	활력징후를 측정한다.			
9	NRS 사정한다.			
10	PCA 사용법을 설명한다.			
11	마취방법에 따른 수술 후 교육을 한다.			
12	항생제 AST를 시행한다.			
13	정맥수액을 교환한다.			
14	진통제를 투여한다.			
15	배액관을 관리한다.			
16	정리정돈을 한다.			
17	기록을 한다.			
18	주어진 시간 안에 문제를 확인하고 해결하였는가?			
19	체계적으로 능숙하게 수행하였는가?			
20	과제를 기간 내 제출하였는가?			
총점				

3. 태도 평가지

- 성별: 남 ( ) 여 ( )
- 이름:
- 학번:
- 학년: 학년 반

* 다음의 질문들을 읽고 귀하의 생각과 일치하는 해당란에 V표 하시기 바랍니다.

내 용	매우 그렇다	그렇다	보통 이다	아니다	전혀 아니다
수업에 대한 흥미가 유발되고 학습의욕도 증진되었다.					
Debriefing을 통하여 활발한 토론과 의견의 공유가 이루어졌다.					
이 학습방법을 통해 간호문제에 체계적으로 접근할 수 있게 되었다.					
이 학습방법을 통해 전공 분야에 대한 관심이 많아졌다.					
이 학습방법을 통해 나 자신의 강점과 약점을 인식하게 되었다.					
임상 실습에 대한 불안이 감소되었다.					
지금까지 학습한 지식을 가지고 대상자의 상황을 파악할 수 있었다.					
간호문제를 정확히 규명하고 우선순위를 설정할 수 있었다.					
설정된 문제의 우선순위에 대한 합리적인 근거를 찾을 수 있었다.					
문제를 해결할 수 있는 적절한 중재방법을 찾을 수 있었다.					
중재내용에 대한 합리적인 근거를 찾을 수 있었다.					
간호중재 목표를 달성했는지에 대한 성과확인 기준을 제시할 수 있었다.					

4. 학습에 대한 자신감 평가지

* 시뮬레이션 학습방법을 통해 환자 간호에 대하여 스스로 느끼는 자신감을 아래 0~10 중에서 골라 V 표시하시기 바랍니다.

(0=매우 자신 없음, 10=매우 자신 있음)

0	1	2	3	4	5	6	7	8	9	10

시뮬레이션 2

간경화 대상자 간호

시뮬레이션 실습실 유의사항

일반적인 주의사항

- 음식물 반입 및 섭취 절대 금지
- 교육 전·후에는 반드시 손 씻기
- 글러브 착용(필요시)
- 볼펜, 잉크펜, 인쇄물(예: 신문 등)이 마네킹에 닿지 않도록 주의
- 실제 환자처럼 대하기

시뮬레이터 사용법 숙지

다음 항목들을 직접 해보고 방법을 완전히 숙지한 후 체크 표시하세요.

만약 방법을 모를 경우에는 조교 선생님 또는 담당 교수님께 문의하세요.

☐ Check for Pulse

☐ Check for Breathing (Chest rise)

☐ Heart & Lung Sounds

☐ Blood Pressure (Manual)

☐ Monitoring – ECG, SpO_2

☐ Emergency Cart – Equipment

☐ IV & Drug

☐ History Taking & Record Charting

☐ 의무기록지

위의 '일반적인 주의사항' 및 '시뮬레이터 사용법'을 모두 숙지하였습니다.

소속: 간호학과 학번: 이름(서명):

시뮬레이션 교육 중 동영상 촬영에 동의하겠습니다.

소속: 간호학과 학번: 이름(서명):

I. 시나리오 개요

<table>
<tr><td>1. 제목</td><td colspan="7">간경화 대상자 간호</td></tr>
<tr><td rowspan="13">2. 시나리오 운영</td><td colspan="7">Instructor: 교수</td></tr>
<tr><td colspan="7">표준환자: 60세 남성(학생 대체 가능)</td></tr>
<tr><td colspan="7">교육대상: 4학년</td></tr>
<tr><td colspan="7">교육명: 당뇨를 가진 간경화 환자 간호</td></tr>
<tr><td colspan="7">시나리오 수준(단순, 복합): 복합</td></tr>
<tr><td colspan="7">사전 브리핑 시간: 1시간</td></tr>
<tr><td colspan="7">시뮬레이션 운영 시간: 1조당 20분</td></tr>
<tr><td colspan="7">디브리핑 시간: 1시간</td></tr>
<tr><td colspan="7">실습장소: 시뮬레이션 룸</td></tr>
<tr><td colspan="7">디브리핑 장소: 디브리핑 룸</td></tr>
<tr><td colspan="7">비디오 녹화 여부: 녹화</td></tr>
<tr><td rowspan="2">평가기준</td><td>☐
출석</td><td>☐
사전학습</td><td>☐
교수평가</td><td>☐
과제(보고서)</td><td>☐
표준
환자평가</td><td>☐
핵심기본
간호술</td></tr>
<tr><td>%</td><td>%</td><td>%</td><td>%</td><td>%</td><td>%</td></tr>
<tr><td>3. 사례개요</td><td colspan="7">40년 전 B형 hepatitis 진단받았으며, 5년 전부터 liver cirrhosis로 진행되어 follow up 받던 환자로 최근 ascites로 인한 abdominal distension 악화되고 poor oral intake 동반되어 외래 경유 입원함. 20년 전에 DM 진단받았으며, 현재 란투스 10iu SC로 조절하고 있음.</td></tr>
<tr><td rowspan="2">4. 사전학습</td><td colspan="7">사전 간호지식: 산소포화도 측정, 수혈 간호, 간경화환자 간호, 당뇨환자 간호, 약물관장, 치료적 의사소통</td></tr>
<tr><td colspan="7">사전 간호술기: 산소포화도 측정 및 산소공급, 수혈 간호, 약물관장, 치료적 의사소통</td></tr>
<tr><td>5. 학습목표</td><td colspan="7">• 간경화 환자의 복수로 인한 호흡곤란에 대한 간호를 시행할 수 있다.
• 간경화 환자의 식도정맥류 출혈에 대한 간호를 시행할 수 있다.
• 간경화 환자의 간성뇌질환에 대한 간호를 시행할 수 있다.
• 당뇨 환자의 저혈당에 대한 간호를 시행할 수 있다.
• 환자와 의료팀과의 치료적 의사소통을 할 수 있다.</td></tr>
<tr><td>6. 학습성과의 연관성</td><td colspan="7">PO
PO
PO
PO</td></tr>
<tr><td>7. 핵심기본간호술과의 연계성</td><td colspan="7">산소포화도 측정 및 산소공급, 수혈요법, 약물관장</td></tr>
<tr><td>8. 연계된 임상실습교과목</td><td colspan="7">기본간호학 실습, 성인간호학 실습</td></tr>
</table>

9. 환경준비

표준화 환자 환경(Simulated setting)
☑ Med-Surg Wd(일반병동)
(단, 투약 cart를 침상 옆 가까이 배치)
☐ ICU

표준화 환자(Simulator needed)
☐ 60대 성인 남성

소도구(Props)
☑ 환의
☐ Wounds/dressings
☑ 금식표

표준환자에 부착할 기구/장비
(Equipment attached to standardized patient)
☑ ID band/Allergy band
☑ IV site
  ☑ Peripheral
☑ Oxygen equipment: set to
☑ SpO_2/Pulse oximeter

모니터(Monitor)
☐ Cardiac leads
☐ NIBP
☑ SpO_2/Pulse oximeter
☐ Suction
☐ Drains(Hemovac, JP bag etc.)

실습 시 필요한 장비(Equipment available in room)
☑ Vital sign equipment
☑ IV treatment cart

실습 시 필요한 소모품(Supplies available in room)
☑ O_2 delivery devices
☑ Nasal cannula
☐ Airway devices
☐ Orolaryngeal tube
☐ Other:

의무기록(Documentation forms)
☑ V/S record
☑ Admission orders
☑ Physician orders
☑ History & physical
☑ Nursing admission
☑ Medication administration record
☑ Standing(protocol) orders
☑ Lab report: BST, Ammonia, Hb 결과지(=CBC)

의사처방(physician order)
1. Check V/S q 6hrs
2. BR
3. LC diet
4. Check Bwt & Ht/Check Abdomen circumference
5. Check I/O qd
6. Fluid
   헤파솔주 10% 500mL IV * daily

10. 역할배정

- 그룹별 학생 수(recommended student group size): 4명씩 6조
- 역할 배정(Assignment of roles): S=student, F=faculty
  S1 Primary nurse, S2 Charge nurse
- 교수역할 규명(identify faculty roles needed):
  1. 시뮬레이터와 환경 설정 및 평가
  2. 표준환자 교육

11. 환자정보

Patient Name	이경화		
Height	175cm	Weight	62kg
Religion	무교		
Occupation	무직		
Primary Caregiver	딸		
Allergies	없음		
Family History	없음		
Social History	특이사항 없음		
Past Medical History	란투스, 우루사		
Immunization	특이사항 없음		
Medication	간장약과 당뇨 인슐린 투여 중		
Present Illness	Ascite, abdominal distension, poor oral intake		
Primary Medical Diagnosis	B형 hepatitis, liver cirrhosis, DM		

II. 상황소개 및 지침

상황 요약	Ascites로 인한 abdominal distension 악화되고 poor oral intake 동반되어 외래 경유 입원하여 침상안정 중임. 헤파솔주 10% 500mL IV 투여 중임	
환자 역할	학습목표에 따른 상황 연출	
주증상	Abdominal distension, poor oral intake	진단명: B형 hepatitis, liver cirrhosis, DM
환자이름	이경화	
환자특성	연령: 60세	성별: 남성
	신장: 175cm	체중: 62kg
	병색/표정/기분/목소리/자세/몸짓/외모/복장: 환자복을 입고 누워 있으며 정맥주사투여중이며 병색이 짙고 숨쉬기 힘들어 하고 있음	
전반적 정서	간경화로 인한 합병증으로 입원이 잦은 상태로 많이 지쳐 있으며, 의료진과 치료적 의사소통은 잘 하고 있음	
간호력	과거병력: B형 hepatitis, DM	
	사회력: 특이사항 없음	
	가족력: 특이사항 없음	
현재 투여되는 약물	헤파솔주 10% 500mL IV	
소요 시간	조별 10~15분	
학생수행업무	• 대상자의 의무기록을 숙지한다. • 비판적 사고를 바탕으로 간호과정을 적용한 간호수행 • 치료적 의사소통 • 핵심 기본간호술 수행 • 간호기록지에 기록	
유의사항	• 1인 5분씩 간호중재 시행. 조별 10~15분 • 간호사 1인이 수행할 중재를 5분씩 나누어 수행한다(한 학생이 5분간 중재를 한 후 다음 학생이 손을 씻고 교대한다). • 조별 시뮬레이션이 종료되면 지정된 장소에서 비디오로 녹화된 내용을 보면서 조별 디프리핑을 하시오. • 조별 디브리핑 후 핵심기본간호술평가나 다른 조 관찰한 내용을 관찰 기록지에 기록한다. • 모든 조의 시뮬레이션이 종료되면 지정된 장소에서 함께 디프리핑에 참여한다. • 조별 디브리핑과 전체 디브리핑 후 디브리핑 내용과 성찰일지를 작성한다.	

III. 수업운영

<table>
<tr><td>주제</td><td colspan="3">간경화 대상자 간호</td><td colspan="3">예정시간:</td></tr>
<tr><td>교육 목표</td><td colspan="6">당뇨를 가진 간경화 대상자에게 비판적 사고에 근거한 간호과정 적용하고 건강증진을 위한 간호중재를 수행한다.</td></tr>
<tr><td>참가 학생수</td><td colspan="6">평가기준</td></tr>
<tr><td rowspan="2">명</td><td>☐
출석</td><td>☐
사전학습</td><td>☐
교수평가</td><td>☐
과제(보고서)</td><td>☐
표준환자평가</td><td>☐
핵심기본간호술</td></tr>
<tr><td>%</td><td>%</td><td>%</td><td>%</td><td>%</td><td>%</td></tr>
<tr><td>시간</td><td colspan="3">수업운영 계획</td><td colspan="3">비고</td></tr>
<tr><td>50분</td><td colspan="3">• 출석 확인
• 조 편성 및 평가기준 확인
• 환자 소개, 간경화 대상자 간호에 대하여 학습
• 시뮬레이션 실습실 라운딩</td><td colspan="3">• 1조당 4명
• 선행학습 확인(시험)
• 시나리오 제시하고 학습목표 토의
• 동영상 활용하여 오리엔테이션</td></tr>
<tr><td colspan="7">조별 Sim-room 이동</td></tr>
<tr><td>20분</td><td colspan="3">1조 scenario 구현</td><td colspan="3">• 2조는 1조 모니터링
• 다른 조는 핵심기본간호술</td></tr>
<tr><td>10분</td><td colspan="3">2조 Sim-room 이동</td><td colspan="3">• 1조 디브리핑 룸으로 이동하여 mapping 및 간호과정, 성찰일지 작성</td></tr>
<tr><td>20분</td><td colspan="3">2조 scenario 구현</td><td colspan="3">• 3조는 2조 모니터링
• 다른 조는 핵심기본간호술</td></tr>
<tr><td>10분</td><td colspan="3">3조 Sim-room 이동</td><td colspan="3">• 2조 디브리핑 룸으로 이동하여 mapping 및 간호과정, 성찰일지 작성</td></tr>
<tr><td>20분</td><td colspan="3">3조 scenario 구현</td><td colspan="3">• 4조는 3조 모니터링
• 다른 조는 핵심기본간호술</td></tr>
<tr><td>10분</td><td colspan="3">4조 Sim-room 이동</td><td colspan="3">• 3조 디브리핑 룸으로 이동하여 mapping 및 간호과정, 성찰일지 작성</td></tr>
<tr><td>20분</td><td colspan="3">4조 scenario 구현</td><td colspan="3">• 5조는 4조 모니터링
• 다른 조는 핵심기본간호술</td></tr>
<tr><td>10분</td><td colspan="3">5조 Sim-room 이동</td><td colspan="3">• 4조 디브리핑 룸으로 이동하여 mapping 및 간호과정, 성찰일지 작성</td></tr>
<tr><td>20분</td><td colspan="3">5조 scenario 구현</td><td colspan="3">• 6조는 5조 모니터링
• 다른 조는 핵심기본간호술</td></tr>
<tr><td>10분</td><td colspan="3">6조 Sim-room 이동</td><td colspan="3">• 5조 디브리핑 룸으로 이동하여 mapping 및 간호과정, 성찰일지 작성</td></tr>
<tr><td>20분</td><td colspan="3">6조 scenario 구현</td><td colspan="3">• 다른 조는 핵심기본간호술</td></tr>
<tr><td>30분</td><td colspan="6">정리정돈 및 디브리핑 룸 이동</td></tr>
<tr><td>60분</td><td colspan="6">Debriefing
1. 현실로 되돌아와서 서로의 경험과 느낌을 공유
2. 체계적인 검토를 통해 제대로 진행되었는지 분석하고 실제 상황과 대조하여 인지하고 판단
3. 시뮬레이션을 통해 새롭게 이해하게 된 것 중 실제로 학생들에게 의미 있고 중요한 것들을 정리 및 반영</td></tr>
</table>

IV. 선행학습

1. 간경화의 합병증에 대해 서술하시오.

2. 간경화 환자의 복수관리에 대해 서술하시오.

3. 복수를 가진 환자의 호흡관리에 대해 서술하시오.

4. 간경화로 인한 간성뇌증 환자의 관리에 대해 서술하시오.

5. 간경화로 인한 식도정맥류 출혈 간호에 대해 서술하시오.

6. 당뇨병 환자의 혈당관리에 대해 서술하시오.

7. 당뇨병 환자의 저혈당 간호에 대해 서술하시오.

V. 간호진단 도출 평가

사례에서 도출된 간호진단과 간호진단을 내린 주관적, 객관적 자료를 기술하고 각 간호진단의 간호중재에 대하여 기술하시오.

주관적 자료 및 객관적 자료	간호진단	간호계획

VI. 조별 디브리핑

1. 구현한 동영상을 보고 성찰한 내용을 서술하시오.

- 어떤 상황이었는가?

- 잘한 점

- 미흡한 점

2. 다른 조의 동영상을 보고 성찰한 내용을 서술하시오.

[_______ 조]

- 어떤 상황이었는가?

- 잘한 점

- 미흡한 점

[_______ 조]

• 어떤 상황이었는가?

• 잘한 점

• 미흡한 점

[_______ 조]

• 어떤 상황이었는가?

• 잘한 점

• 미흡한 점

VII. 디브리핑

1. 대상자는 어떤 상황이었는가?

2. 가장 잘한 점은 무엇이었나?

3. 가장 어려웠던 점은 무엇이었나?

4. 전체적으로 환자간호를 어떻게 수행했다고 평가하는지?

5. 이 환자의 우선적인 문제가 무엇이라고 판단했는가?

6. 문제를 해결하기 위해 우선적으로 수행할 간호활동은 무엇이라고 판단했는가?

7. 오늘 배운 것을 기반으로 실제 상황에 어떻게 적용할 수 있겠는가?

8. 오늘 배운 것 중에서 가장 중요한 것 한 가지를 꼽으라면 무엇인가?

9. 오늘 배운 것 중에서 기억에 남는 것은 무엇인가?

10. 실제로 이 간호활동을 수행했는가?

11. 수행했다면 그 결과를 확인하였는가? 확인의 근거는 무엇이었는가?

12. 실제로 간호활동을 수행하지 못했다면 그 이유는 무엇인가?

13. 우선적인 간호문제 이외에 다른 간호문제는 없었는가?

VIII. 성찰일지

시뮬레이션 시작 전과 후의 흐름에 따라 자신을 성찰하고 필수작성 요소와 육하원칙에 맞추어 작성하시오.

Reflective Paper 필수작성 요소

- 정서(Affective): 시뮬레이션 실습의 목적을 달성하기 위한 과정에서 얻었던 감정, 느낌 등
- 행위(Behavioral): 시뮬레이션 실습 환경에 대한 반응으로 취한 실제행동이나 취하지 못한 행동 등
- 인지(Cognitive): 논리적 사고와 추론

IX. 평가도구

1. 표준환자

학생 성명: 학번:

번호	내용	매우 동의	동의	보통	반대	매우 반대
1	표준화 환자와의 만남이 매우 현실적이었다.					
2	표준화 환자와의 만남은 학생의 지식을 측정하기 위한 좋은 방법이다.					
3	표준화 환자와의 만남은 학생의 기술을 측정하기 위해 좋은 방법이다.					
4	표준화 환자와의 만남은 유용한 학습경험이었다.					
5	표준화 환자의 피드백은 건설적이었다.					
6	실제 현장의 환자와 같이 느껴졌다.					
7	표준화 환자와의 만남을 통해 내 능력에 대한 자신감이 생겼다.					
8	표준화 환자와의 만남을 통해 간호수행에 안정감이 생겼다.					
9	표준화 환자와의 만남은 환자와의 관계 형성 능력을 측정하기 위한 좋은 방법이다.					
10	표준화 환자와의 만남은 매우 가치 있는 일이다.					
합계						
기타						

2. 교수용

번호		항목	안함 0	부족 1	충분 2
1		손씻기를 수행한다.			
2		사례에 따라 준비가 필요한 물품을 준비한다.			
3		대상자를 확인한다.			
4	1	활력징후를 측정한다.			
	2	복수를 뺀다는 것을 설명한다.			
	3	활력징후를 측정한다.			
	4	식사상태를 사정한다.			
	5	Flapping tremor를 사정한다.			
	6	혈변의 양상을 사정(횟수, 색깔)한다.			
5	1	환자를 좌위로 취해준다.			
	2	복수 빼기전 소변을 보도록 하여 방광천자를 예방한다.			
	3	금식을 시킨다.			
	4	인슐린 투여시간을 사정한다.			
	5	의식상태를 사정한다.			
	6	활력징후를 측정한다.			
6	1	산소포화도를 측정한다.			
	2	복수 빼는 데 소요되는 시간을 설명한다.			
	3	의사에게 보고한다(활력징후 및 오심).			
	4	BST검사를 실시한다.			
	5	의사에게 보고한다(flapping tremor 및 의식상태).			
	6	의사에게 보고한다(활력징후 및 혈변).			
7	1	의사에게 보고한다(활력징후 및 산소포화도).			
	2	배액 시 움직이지 않도록 설명한다.			
	3	핵심술기 수혈시행 - 수혈처방 및 동의서를 확인한다.			
	4	설탕물을 먹인다.			
	5	혈액검사 결과를 보고한다.			
	6	핵심술기 수혈시행 - 수혈처방 및 동의서를 확인한다.			
8	1	O_2: 2L/min Nasal prong으로 투여한다.			
	2	환자를 반좌위로 취해준다.			
	3	핵심술기 수혈시행 - 의료인 2인이 혈액은행에서 온 혈액을 확인한다.			
	4	의사에게 보고한다.			
	5	약물관장을 준비한다.			
	6	핵심술기 수혈시행 - 의료인 2인이 혈액은행에서 온 혈액을 확인한다.			

9	1	산소 투여 후 다시 산소포화도를 평가한다.			
	2	복수배액을 위한 배액병을 준비한다.			
	3	핵심술기 수혈시행 - 대상자에게 개방형 질문으로 다시 확인(의료인 2인)한다.			
	4	의사지시 약물을 확인 후 시행한다.			
	5	약물관장 시행 목적에 대해 설명한다.			
	6	핵심술기 수혈시행 - 대상자에게 개방형 질문으로 다시 확인(의료인 2인)한다.			
10	1	산소투여 후 환자에게 호흡곤란이 나아졌는지를 묻는다.			
	2	배액 시 부작용이 없는지 사정한다.			
	3	핵심술기 수혈시행 - 수혈 전 활력징후 측정 및 피부상태를 확인한다.			
	4	수행 후 환자상태를 평가한다.			
	5	약물관장을 위한 자세 등을 교육한다.			
	6	핵심술기 수혈시행 - 수혈 전 활력징후 측정 및 피부상태를 확인한다.			
11		정리정돈을 한다.			
12		손을 씻는다.			
13		기록한다.			
14		주어진 시간 안에 문제를 확인하고 해결하였다.			
15		체계적으로 능숙하게 수행하였다.			
총점			/30점		

3. 태도 평가지

- 성별: 남 (　　) 여 (　　)
- 이름:
- 학번:
- 학년: 　　학년 　　반

* 다음의 질문들을 읽고 귀하의 생각과 일치하는 해당란에 V표 하시기 바랍니다.

내 용	매우 그렇다	그렇다	보통이다	아니다	전혀 아니다
수업에 대한 흥미가 유발되고 학습의욕도 증진되었다.					
Debriefing을 통하여 활발한 토론과 의견의 공유가 이루어졌다.					
이 학습방법을 통해 간호문제에 체계적으로 접근할 수 있게 되었다.					
이 학습방법을 통해 전공 분야에 대한 관심이 많아졌다.					
이 학습방법을 통해 나 자신의 강점과 약점을 인식하게 되었다.					
임상 실습에 대한 불안이 감소되었다.					
지금까지 학습한 지식을 가지고 대상자의 상황을 파악할 수 있었다.					
간호문제를 정확히 규명하고 우선순위를 설정할 수 있었다.					
설정된 문제의 우선순위에 대한 합리적인 근거를 찾을 수 있었다.					
문제를 해결할 수 있는 적절한 중재방법을 찾을 수 있었다.					
중재내용에 대한 합리적인 근거를 찾을 수 있었다.					
간호중재 목표를 달성했는지에 대한 성과확인 기준을 제시할 수 있었다.					

4. 학습에 대한 자신감 평가지

* 시뮬레이션 학습방법을 통해 환자 간호에 대하여 스스로 느끼는 자신감을 아래 0~10 중에서 골라 V 표시하시기 바랍니다.

(0=매우 자신 없음, 10=매우 자신 있음)

0	1	2	3	4	5	6	7	8	9	10

시뮬레이션 3

호흡곤란 대상자 간호

시뮬레이션 실습실 유의사항

일반적인 주의사항

- 음식물 반입 및 섭취 절대 금지
- 교육 전·후에는 반드시 손 씻기
- 글러브 착용(필요시)
- 볼펜, 잉크펜, 인쇄물(예: 신문 등)이 마네킹에 닿지 않도록 주의
- 실제 환자처럼 대하기

시뮬레이터 사용법 숙지

다음 항목들을 직접 해보고 방법을 완전히 숙지한 후 체크 표시하세요.

만약 방법을 모를 경우에는 조교 선생님 또는 담당 교수님께 문의하세요.

☐ Check for Pulse

☐ Check for Breathing (Chest rise)

☐ Heart & Lung Sounds

☐ Blood Pressure (Manual)

☐ Monitoring – ECG, SpO_2

☐ Emergency Cart – Equipment

☐ IV & Drug

☐ History Taking & Record Charting

☐ 의무기록지

위의 '일반적인 주의사항' 및 '시뮬레이터 사용법'을 모두 숙지하였습니다.

소속: 간호학과 학번: 이름(서명):

시뮬레이션 교육 중 동영상 촬영에 동의하겠습니다.

소속: 간호학과 학번: 이름(서명):

I. 시나리오 개요

<table>
<tr><td>1. 제목</td><td colspan="7">호흡곤란 대상자 간호</td></tr>
<tr><td rowspan="13">2. 시나리오 운영</td><td colspan="7">Instructor: 교수</td></tr>
<tr><td colspan="7">Operator: 코디네이터 또는 조교</td></tr>
<tr><td colspan="7">교육대상: 3, 4학년</td></tr>
<tr><td colspan="7">교육명: 갑작스런 호흡곤란 호소 환자 간호</td></tr>
<tr><td colspan="7">시나리오 수준(단순, 복합): 복합</td></tr>
<tr><td colspan="7">사전 브리핑 시간: 1시간</td></tr>
<tr><td colspan="7">시뮬레이션 운영 시간: 1조당 20분</td></tr>
<tr><td colspan="7">디브리핑 시간: 1시간</td></tr>
<tr><td colspan="7">실습장소: 시뮬레이션 룸</td></tr>
<tr><td colspan="7">디브리핑 장소: 디브리핑 룸</td></tr>
<tr><td colspan="7">비디오 녹화 여부: 녹화</td></tr>
<tr><td rowspan="2">평가기준</td><td>☐
출석</td><td>☐
사전학습</td><td>☐
교수평가</td><td>☐
과제(보고서)</td><td>☐
표준
환자평가</td><td>☐
핵심기본
간호술</td></tr>
<tr><td>%</td><td>%</td><td>%</td><td>%</td><td>%</td><td>%</td></tr>
<tr><td>3. 사례개요</td><td colspan="7">1년 전 뇌출혈로 tracheostomy를 가지고 있는 67세 최○○님이 갑자기 폐렴(pneumonia)이 심해지면서 다량의 매우 thick하고 yellowish한 분비물 양상을 보이며, 호흡곤란과 의식이 혼미해지면서 irritable한 행동을 보이고 있음. V/S 140/80-112-28-37.7℃으로 측정됨. 현재 정맥으로 카비벤페리주 2,000mL가 30gtt/min로 dropping되고 있음.</td></tr>
<tr><td rowspan="2">4. 사전학습</td><td colspan="7">사전 간호지식: 호흡곤란 호소에 대한 사정과 초기 치료적 중재에 대한 지식, 호흡기질환과 인공기도 관리에 대한 지식</td></tr>
<tr><td colspan="7">사전 간호술기: 활력징후 측정, 산소요법, 기관절개관을 통한 흡인요법, 기관절개관 관리, 네블라이저 사용법, 산소포화도 측정과 심전도 모니터 적용</td></tr>
<tr><td>5. 학습목표</td><td colspan="7">• 호흡곤란을 호소하는 대상자의 활력징후를 사정한다.
• 환자의 증상, 간호력, 수집된 자료에 근거하여 환자의 상태를 파악한다.
• 수집된 자료 중 의미있는 자료를 의사에게 정확히 보고한다.
• 의사의 처방을 이해하고 올바르게 간호수행한다.</td></tr>
<tr><td>6. 학습성과의 연관성</td><td colspan="7">PO
PO
PO
PO</td></tr>
<tr><td>7. 핵심기본간호술과의 연계성</td><td colspan="7">1. 활력징후 측정
2. 산소요법(비강캐뉼라를 이용한 산소요법, 기관절개관을 이용한 산소요법)
3. 기관절개관을 통한 흡인요법
4. 기관절개관 관리
5. 산소포화도 측정과 심전도 모니터 적용
6. 네블라이저 적용</td></tr>
<tr><td>8. 연계된 임상실습교과목</td><td colspan="7">기본간호학 실습, 성인간호학 실습</td></tr>
</table>

9. 환경준비

시뮬레이션 환경(Simulated setting)	의사처방(physician order)

☑ Med–Surg Wd (일반병동)
(단, 투약 cart를 침상 옆 가까이 배치)
☐ ICU
시뮬레이터(Simulator needed)
☑ Sim–Man
☐ Other: Physico/성인 남성 모형
작동모드(Simulation mode)
☑ Manual
☐ Programmed
약물/수액(Medications/Fluids)
☑ IV
☑ Ventoline Nebule 2.5mg 4A
소도구(Props)
☑ Clothing
☑ 기관절개관 관리 set
☑ Suction set
마네킹에 부착할 기구/장비(Equipment attached to manikin)
☑ ID band/Allergy band
☑ IV site
  ☑ Peripheral
☑ Oxygen equipment: set to
☑ SpO_2/Pulse oximeter
☑ Tracheostomy
☑ Cardiac leads, ECG
모니터(Monitor)
☑ Cardiac leads, ECG
☑ NIBP
☑ SpO_2/Pulse Oximeter
☐ Drains(Hemovac, JP bag etc.)
실습 시 필요한 장비(Equipment available in room)
☑ Vital sign equipment
☑ IV treatment cart
☑ Oxygen equipment
☑ Suction
☑ Nebulizer equipment
실습 시 필요한 소모품(Supplies available in room)
☑ O_2 delivery devices
☑ Nebulizer & Kit
☑ Suction catheter(12~14Fr)
☑ 생리식염수
☑ 멸균장갑
☑ 가위, 벨크로 밴드,
☑ Other: pen light
	1. Check V/S q 4hr
	2. NPO
	3. Activity BR
	4. O_2 inhalation 4L/min via T/C site apply
	  (Prn SpO_2 90% 이하일 때)
	5. SpO_2 & ECG Monitoring apply
	6. Freq suction & T/C site Dressing(Prn)
	7. 카비벤페리주 2,000mL 30gtt/min IV dropping

의무기록(Documentation Forms) ☑ V/S record ☑ Admission orders ☑ Nursing admission ☑ Medication administration record	

10. 역할배정

- 그룹별 학생 수(recommended student group size): 3~4명
- 역할 배정(assignment of roles): S=student, F=faculty
  S1 Primary nurse
  F1 Physician/Nurse practition
- 교수역할 규명(identify faculty roles needed): 시뮬레이터와 환경 설정 및 평가
  1. 시뮬레이터 역할
     심한 가래 끓는 소리를 내며 호흡하기 힘들어 한다.
     기침을 하며 누런 가래를 내뿜는다.
     V/S 140/80-112-28-37.7℃
  2. 간호사로부터 환자상태에 대한 전화보고를 받고 전화처방을 내는 의사역할 수행
     산소요법 4L/min inhalation via T/C site apply
     Freq suction & T/C site dressing apply
     Patient safety precautions
     투약(벤토린 네뷸 2.5mg q 6hr Nebulizer 시행)
  3. 역할과 관련된 주요 정보(important information related to roles)
     S1: 대상자 사정, 의사보고, 환자안전 확보, 투약, 산소요법, 흡인, 산소포화도 및 심전도 모니터 적용
     기관절개관 드레싱, 간호보고, 수행내용 등 기록

11. 환자정보

Patient Name	최○○		
Height	172cm	Weight	58kg
Religion	기독교		
Occupation	무직		
Primary Caregiver	부인		
Allergies	없음		
Family History	아버지 고혈압, 어머니 자궁암 아내와 두 아들 32세, 30세 있음		
Social History	담배 하루 1갑 for 20년, 커피 1잔/day, 소주 2잔/day		
Past Medical History	7년 전 고혈압 진단 atenolol 50mg/day 복용 중 1년 전 뇌출혈로 수술 Warfarin 3mg 복용 중 20년 전부터 B형간염 보균자		
Immunization	B형간염 보균자		
Medication	Atenolol 50mg/day, Warfarin 3mg		
Present Illness	1년 전 뇌출혈로 tracheostomy를 가지고 있는 67세 최○○님이 갑자기 폐렴(pneumonia)이 심해지면서 다량의 매우 thick하고 yellowish한 분비물 양상을 보이며, 호흡곤란과 의식이 혼미해지면서 irritable한 행동 양상을 보임. V/S 140/80-112-28-37.7℃으로 측정되고 있음		
Primary Medical Diagnosis	Acute pneumonia		

임상병리검사 결과

CBC		Electrolytes		생화학검사	
Hgb	11.9 g/dL	Sodium(Na^+)	136 mEq/L	AST(SGOT)	42 U/L
HCT	35 %	Potassium(K^+)	4.8 mEq/L	ALT(SGPT)	40 U/L
RBC	*$10^6 \mu L$	Chloride(Cl^-)	98 mEq/L	BUN	12 mg/dL
WBC	12,000 *$10^3 \mu L$			Creatinine	1.1 mg/dL
Platelet	150 *$10^3 \mu L$			Total protein	6.0 g/dL
ESR	34 mm/h			Albumin	3.2 g/dL
RUA					
Color	straw				
Turbidity	clear				
Specific gravity	1.005~1.030				
pH	5.0~9.0				
Glucose/Bilirubin	-/-				
Nitrite/Ketone	-/-				
Occult blood	-				
RBC	1~4				
WBC	1~4				
Leukocyte					
Squamous EP cell					
Chest PA		Both lower lung pneumonia			
EKG		Sinus tachycardia			

II. 상황소개 및 지침

상황 요약	객담이 매우 thick하고 yellowish한 양상을 띠고 있으며, 계속 잔기침을 하고 있음. Tracheostomy를 가지고 있으며, X-ray상 Lt lower lobe부위에 atelectasis 양상이 관찰됨 호흡곤란이 관찰되며 안절부절하고 있음. 정맥으로 카비벤페리주 2,000mL가 30gtt/min로 dropping되고 있음.	
환자 역할	학습목표에 따른 상황 연출	
주증상	많은 객담과 호흡곤란	진단명: Acute pneumonia
환자이름	최○○	
환자특성	연령: 67세	성별: 남성
	신장: 172cm	체중: 58kg
	병색/표정/기분/목소리/자세/몸짓/외모/복장: Tracheostomy를 가지고 있으며, 객담이 매우 thick하고 yellowish한 양상을 띠고 있음. 정맥수액 주입 중임	
전반적 정서	"가슴이 답답하다"며 안절부절 하고 있으나 의식이 명료하여 의료진과 비언어적 의사소통은 가능한 상태임	
현재 투여되는 약물	키비벤페리주 2,000mL	
소요 시간	조별 10~15분	
학생수행업무	• 대상자의 의무기록을 숙지한다. • 비판적 사고를 바탕으로 간호과정을 적용한 간호수행 • 치료적 의사소통 • 핵심 기본간호술 수행: 활력징후 측정, 산소요법, 흡인요법, 기관절개관 관리, 산소포화도 측정 및 심전도 모니터 적용, 네블라이저 적용 등 • 간호기록은 조별 디프리핑 시 작성한다.	
유의사항	• 1인 5분씩 간호중재 시행. 조별 10~15분 • 간호사 1인이 수행할 중재를 5분씩 나누어 수행한다(한 학생이 5분간 중재를 한 후 다음 학생이 손을 씻고 교대한다). • 시뮬레이션이 종료되면 지정된 장소에서 비디오로 녹화된 내용을 보면서 조별 디프리핑을 하시오 • 조별 디브리핑 후 핵심기본간호술평가나 다른 조 관찰한 내용을 관찰 기록지에 기록한다. • 모든 조의 시뮬레이션이 종료되면 지정된 장소에서 함께 디프리핑에 참여한다. • 조별 디브리핑과 전체 디브리핑 후 디브리핑내용과 성찰일지를 작성한다.	

III. 수업운영

<table>
<tr><td>주제</td><td colspan="3">호흡곤란 대상자 간호</td><td colspan="3">예정시간:</td></tr>
<tr><td>교육 목표</td><td colspan="6">호흡기 환자에게 비판적 사고에 근거한 간호과정 적용하고 임상적 추론을 하여 간호중재를 수행한다.</td></tr>
<tr><td>참가 학생수</td><td colspan="6">평가기준</td></tr>
<tr><td rowspan="2">명</td><td>☐
출석</td><td>☐
사전학습</td><td>☐
교수평가</td><td>☐
과제(보고서)</td><td>☐
표준환자평가</td><td>☐
핵심기본간호술</td></tr>
<tr><td>%</td><td>%</td><td>%</td><td>%</td><td>%</td><td>%</td></tr>
<tr><td>시간</td><td colspan="3">수업운영 계획</td><td colspan="3">비고</td></tr>
<tr><td>50분</td><td colspan="3">• 출석 확인
• 조 편성 및 평가기준 확인
• 환자 소개, 호흡곤란 대상자 간호에 대하여 학습
• 시뮬레이션 실습실 라운딩</td><td colspan="3">• 1조당 3~4명
• 선행학습 확인(시험)
• 시나리오 제시하고 학습목표 토의
• 동영상 활용하여 오리엔테이션</td></tr>
<tr><td colspan="7">조별 Sim-room 이동</td></tr>
<tr><td>20분</td><td colspan="3">1조 scenario 구현</td><td colspan="3">• 2조는 1조 모니터링
• 다른 조는 핵심기본간호술</td></tr>
<tr><td>10분</td><td colspan="3">2조 Sim-room 이동</td><td colspan="3">• 1조 디브리핑 룸으로 이동하여 mapping 및 간호과정, 성찰일지 작성</td></tr>
<tr><td>20분</td><td colspan="3">2조 scenario 구현</td><td colspan="3">• 3조는 2조 모니터링
• 다른 조는 핵심기본간호술</td></tr>
<tr><td>10분</td><td colspan="3">3조 Sim-room 이동</td><td colspan="3">• 2조 디브리핑 룸으로 이동하여 mapping 및 간호과정, 성찰일지 작성</td></tr>
<tr><td>20분</td><td colspan="3">3조 scenario 구현</td><td colspan="3">• 4조는 3조 모니터링
• 다른 조는 핵심기본간호술</td></tr>
<tr><td>10분</td><td colspan="3">4조 Sim-room 이동</td><td colspan="3">• 3조 디브리핑 룸으로 이동하여 mapping 및 간호과정, 성찰일지 작성</td></tr>
<tr><td>20분</td><td colspan="3">4조 scenario 구현</td><td colspan="3">• 5조는 4조 모니터링
• 다른 조는 핵심기본간호술</td></tr>
<tr><td>10분</td><td colspan="3">5조 Sim-room 이동</td><td colspan="3">• 4조 디브리핑 룸으로 이동하여 mapping 및 간호과정, 성찰일지 작성</td></tr>
<tr><td>20분</td><td colspan="3">5조 scenario 구현</td><td colspan="3">• 6조는 5조 모니터링
• 다른 조는 모니터링 및 핵심기본간호술</td></tr>
<tr><td>10분</td><td colspan="3">6조 Sim-room 이동</td><td colspan="3">• 5조 디브리핑 룸으로 이동하여 mapping 및 간호과정, 성찰일지 작성</td></tr>
<tr><td>20분</td><td colspan="3">6조 scenario 구현</td><td colspan="3">• 다른 조는 핵심기본간호술</td></tr>
<tr><td>30분</td><td colspan="6">정리정돈 및 디브리핑 룸 이동</td></tr>
<tr><td>60분</td><td colspan="6">Debriefing
1. 현실로 되돌아와서 서로의 경험과 느낌을 공유
2. 체계적인 검토를 통해 제대로 진행되었는지 분석하고 실제 상황과 대조하여 인지하고 판단
3. 시뮬레이션을 통해 새롭게 이해하게 된 것 중 실제로 학생들에게 의미 있고 중요한 것들을 정리 및 반영</td></tr>
</table>

IV. 선행학습

1. 호흡곤란 대상자 간호 및 교육할 내용에 대하여 서술하시오.

2. 산소요법의 종류 및 간호중재에 대하여 설명하시오.

3. 흡인 시 주의점 및 간호중재에 대하여 설명하시오.

4. 산소포화도에 대하여 서술하시오.

5. 심전도에 대하여 설명하시오.

6. 네블라이저 사용법에 대하여 대상자에게 교육할 내용을 서술하시오.

7. FiO_2의 의미와 계산법을 설명하시오.

V. 간호진단 도출 평가

사례에서 도출된 간호진단과 간호진단을 내린 주관적, 객관적 자료를 기술하고 각 간호진단의 간호중재에 대하여 기술하시오.

주관적 자료 및 객관적 자료	간호진단	간호계획

VI. 조별 디브리핑

1. 구현한 동영상을 보고 성찰한 내용을 서술하시오.

• 어떤 상황이었는가?

• 잘한 점

• 미흡한 점

2. 다른 조의 동영상을 보고 성찰한 내용을 서술하시오.

[______ 조]

• 어떤 상황이었는가?

• 잘한 점

• 미흡한 점

[_______ 조]

• 어떤 상황이었는가?

• 잘한 점

• 미흡한 점

[_______ 조]

• 어떤 상황이었는가?

• 잘한 점

• 미흡한 점

VII. 디브리핑

1. 대상자는 어떤 상황이었는가?

2. 가장 잘한 점은 무엇이었나?

3. 가장 어려웠던 점은 무엇이었나?

4. 전체적으로 환자간호를 어떻게 수행했다고 평가하는지?

5. 이 환자의 우선적인 문제가 무엇이라고 판단했는가?

6. 문제를 해결하기 위해 우선적으로 수행할 간호활동은 무엇이라고 판단했는가?

7. 오늘 배운 것을 기반으로 실제 상황에 어떻게 적용할 수 있겠는가?

8. 오늘 배운 것 중에서 가장 중요한 것 한 가지를 꼽으라면 무엇인가?

9. 오늘 배운 것 중에서 기억에 남는 것은 무엇인가?

10. 실제로 이 간호활동을 수행했는가?

11. 수행했다면 그 결과를 확인하였는가? 확인의 근거는 무엇이었는가?

12. 실제로 간호활동을 수행하지 못했다면 그 이유는 무엇인가?

13. 우선적인 간호문제 이외에 다른 간호문제는 없었는가?

VIII. 성찰일지

시뮬레이션 시작 전과 후의 흐름에 따라 자신을 성찰하고 필수작성 요소와 육하원칙에 맞추어 작성하시오.

Reflective Paper 필수작성 요소

- 정서(Affective): 시뮬레이션 실습의 목적을 달성하기 위한 과정에서 얻었던 감정, 느낌 등
- 행위(Behavioral): 시뮬레이션 실습 환경에 대한 반응으로 취한 실제행동이나 취하지 못한 행동 등
- 인지(Cognitive): 논리적 사고와 추론

IX. 평가도구

1. 표준환자

학생 성명: 학번:

번호	내용	매우 동의	동의	보통	반대	매우 반대
1	표준화 환자와의 만남이 매우 현실적이었다.					
2	표준화 환자와의 만남은 학생의 지식을 측정하기 위한 좋은 방법이다.					
3	표준화 환자와의 만남은 학생의 기술을 측정하기 위해 좋은 방법이다.					
4	표준화 환자와의 만남은 유용한 학습경험이었다.					
5	표준화 환자의 피드백은 건설적이었다.					
6	실제 현장의 환자와 같이 느껴졌다.					
7	표준화 환자와의 만남을 통해 내 능력에 대한 자신감이 생겼다.					
8	표준화 환자와의 만남을 통해 간호수행에 안정감이 생겼다.					
9	표준화 환자와의 만남은 환자와의 관계 형성 능력을 측정하기 위한 좋은 방법이다.					
10	표준화 환자와의 만남은 매우 가치 있는 일이다.					
합계						
기타						

2. 교수용

번호	항목	안함 0	부족 1	충분 2
1	손 씻기를 수행한다.			
2	본인 소개를 한다.			
3	사례에 따라 준비가 필요한 물품이나 기구를 준비한다.			
4	대상자를 확인한다.			
5	처방확인 확인			
6	주호소와 연관된 문진을 실시한다.			
7	주호소와 관련된 신체검진 실시 및 간호중재를 한다.			
8	활력징후를 측정한다.			
9	체위변경에 대해 설명한다.			
10	산소포화도와 심전도 모니터를 적용한다.			
11	산소요법을 시행한다.			
12	네블라이저를 시행한다.			
13	흡인을 시행한다.			
14	기관절개관을 관리한다.			
15	정리정돈을 한다.			
16	기록을 한다.			
17	대상자의 간호문제가 해결된 것을 평가하기 위한 구체적인 기준을 제시한다.			
18	주어진 시간 안에 문제를 확인하고 해결하였는가?			
19	체계적으로 능숙하게 수행하였는가?			
20	과제를 기간 내 제출하였는가?			
총점				

3. 태도 평가지

- 성별: 남 (　　) 여 (　　)
- 이름:
- 학번:
- 학년:　　　학년　　　반

* 다음의 질문들을 읽고 귀하의 생각과 일치하는 해당란에 V표 하시기 바랍니다.

내 용	매우 그렇다	그렇다	보통이다	아니다	전혀 아니다
수업에 대한 흥미가 유발되고 학습의욕도 증진되었다.					
Debriefing을 통하여 활발한 토론과 의견의 공유가 이루어졌다.					
이 학습방법을 통해 간호문제에 체계적으로 접근할 수 있게 되었다.					
이 학습방법을 통해 전공 분야에 대한 관심이 많아졌다.					
이 학습방법을 통해 나 자신의 강점과 약점을 인식하게 되었다.					
임상 실습에 대한 불안이 감소되었다.					
지금까지 학습한 지식을 가지고 대상자의 상황을 파악할 수 있었다.					
간호문제를 정확히 규명하고 우선순위를 설정할 수 있었다.					
설정된 문제의 우선순위에 대한 합리적인 근거를 찾을 수 있었다.					
문제를 해결할 수 있는 적절한 중재방법을 찾을 수 있었다.					
중재내용에 대한 합리적인 근거를 찾을 수 있었다.					
간호중재 목표를 달성했는지에 대한 성과확인 기준을 제시할 수 있었다.					

4. 학습에 대한 자신감 평가지

* 시뮬레이션 학습방법을 통해 환자 간호에 대하여 스스로 느끼는 자신감을 아래 0~10 중에서 골라 V 표시하시기 바랍니다.

(0=매우 자신 없음, 10=매우 자신 있음)

0	1	2	3	4	5	6	7	8	9	10

시뮬레이션 4

CVA 대상자의 간호

시뮬레이션 실습실 유의사항

일반적인 주의사항

- 음식물 반입 및 섭취 절대 금지
- 교육 전·후에는 반드시 손 씻기
- 글러브 착용(필요시)
- 볼펜, 잉크펜, 인쇄물(예: 신문 등)이 마네킹에 닿지 않도록 주의
- 실제 환자처럼 대하기

시뮬레이터 사용법 숙지

다음 항목들을 직접 해보고 방법을 완전히 숙지한 후 체크 표시하세요.

만약 방법을 모를 경우에는 조교 선생님 또는 담당 교수님께 문의하세요.

☐ Check for Pulse

☐ Check for Breathing (Chest rise)

☐ Heart & Lung Sounds

☐ Blood Pressure (Manual)

☐ Monitoring - ECG, SpO_2

☐ Emergency Cart - Equipment

☐ IV & Drug

☐ History Taking & Record Charting

☐ 의무기록지

위의 '일반적인 주의사항' 및 '시뮬레이터 사용법'을 모두 숙지하였습니다.

소속: 간호학과 학번: 이름(서명):

시뮬레이션 교육 중 동영상 촬영에 동의하겠습니다.

소속: 간호학과 학번: 이름(서명):

I. 시나리오 개요

<table>
<tr><td>1. 제목</td><td colspan="7">CVA 대상자의 간호</td></tr>
<tr><td rowspan="13">2. 시나리오 운영</td><td colspan="7">Instructor: 교수</td></tr>
<tr><td colspan="7">표준환자: 65세 남성(학생 대체 가능)</td></tr>
<tr><td colspan="7">교육대상: 간호학과 학생</td></tr>
<tr><td colspan="7">교육명: CVA 대상자의 간호</td></tr>
<tr><td colspan="7">시나리오 수준(단순, 복합): 복합</td></tr>
<tr><td colspan="7">사전 브리핑 시간: 1시간</td></tr>
<tr><td colspan="7">시뮬레이션 운영 시간: 1조당 20분</td></tr>
<tr><td colspan="7">디브리핑 시간: 1시간</td></tr>
<tr><td colspan="7">실습장소: 시뮬레이션 룸</td></tr>
<tr><td colspan="7">디브리핑 장소: 디브리핑 룸</td></tr>
<tr><td colspan="7">비디오 녹화 여부: 녹화</td></tr>
<tr><td rowspan="2">평가기준</td><td>□
출석</td><td>□
사전학습</td><td>□
교수평가</td><td>□
과제(보고서)</td><td>□
표준
환자평가</td><td>□
핵심기본
간호술</td></tr>
<tr><td>%</td><td>%</td><td>%</td><td>%</td><td>%</td><td>%</td></tr>
<tr><td>3. 사례개요</td><td colspan="7">김○○은 65세 남자로 홀로 아파트에서 거주하고 있다. 오전 7시 잠에서 깨어난 후 오른쪽 팔에 weakness가 있는 것을 알게 되었으며 오전 11시 응급실을 방문하였다. 응급실 방문 시 오른쪽 팔과 다리의 근력등급은 G3로 체크되었으며, 오른쪽 facial palsy가 있었고 의식은 명료하나 어눌한 말투로 대답하였다.</td></tr>
<tr><td rowspan="2">4. 사전학습</td><td colspan="7">사전 간호지식: 뇌경색 대상자의 신체 사정, 임상 lab data reading 방법, 뇌경색 대상자의 주요 약물요법과 주의사항, 뇌경색 후 발생 가능한 주요 합병증, 비판적 사고를 통한 간호과정</td></tr>
<tr><td colspan="7">사전 간호술기: 활력징후 측정, 정맥수액 주입 , 말초 산소포화도 측정과 심전도 모니터 적용</td></tr>
<tr><td>5. 학습목표</td><td colspan="7">• 뇌경색 대상자의 신체사정을 수행할 수 있다.
• 뇌경색 대상자의 증상과 증후를 파악하고 설명할 수 있다.
• 뇌경색 대상자의 간호에 필요한 물품을 준비할 수 있다.
• 뇌경색 대상자의 간호(활력징후 측정, 정맥투약, 말초 산소포화도 측정과 심전도 모니터 적용, 무균술 적용)를 수행할 수 있다.
• 뇌경색 대상자의 간호수행을 기록할 수 있다.
• 치료적 의사소통술을 적용할 수 있다.</td></tr>
<tr><td>6. 학습성과의 연관성</td><td colspan="7">PO
PO
PO
PO</td></tr>
<tr><td>7. 핵심기본간호술과의 연계성</td><td colspan="7">활력징후 측정, 정맥수액 주입, 말초 산소포화도 측정과 심전도 모니터 적용</td></tr>
<tr><td>8. 연계된 임상실습교과목</td><td colspan="7">기본간호학 실습, 성인간호학 실습</td></tr>
</table>

9. 환경준비

시뮬레이션 환경(Simulated setting)

☑ Med-Surg Wd (일반병동)
(단, 투약 cart를 침상 옆 가까이 배치)

☐ ICU

시뮬레이터(Simulator needed)

☐ Other: Physico / 성인 남성 모형

작동모드(Simulation mode)

☑ Manual

☐ Programmed

소도구(Props)

☑ 환의

☐ Wounds/dressings

☑ 금식표

약물(Medication)

☑ Labetalol

☑ Tarasyn

☑ Normal salline

표준환자에 부착할 기구/장비
(Equipment attached to standardized patient)

☑ ID band/Allergy band

☑ IV site

  ☑ Peripheral

☑ Oxygen equipment: set to

☑ SpO_2/Pulse oximeter

모니터(Monitor)

☑ Cardiac leads

☑ NIBP

☑ SpO_2/Pulse oximeter

☐ Suction

☑ Drains (Hemovac, JP bag etc.)

실습 시 필요한 장비(Equipment available in room)

☑ Vital sign equipment

☑ IV treatment cart

☑ 혈압기, 청진기

실습 시 필요한 소모품(Supplies available in room)

☑ O_2 delivery devices

☑ Nasal cannula

☐ F/C & urine bag

☐ Airway devices

☐ Orolaryngeal tube

☑ Other: anti-embolism stockings

의무기록(Documentation Forms)

☑ V/S record

☐ Admission orders

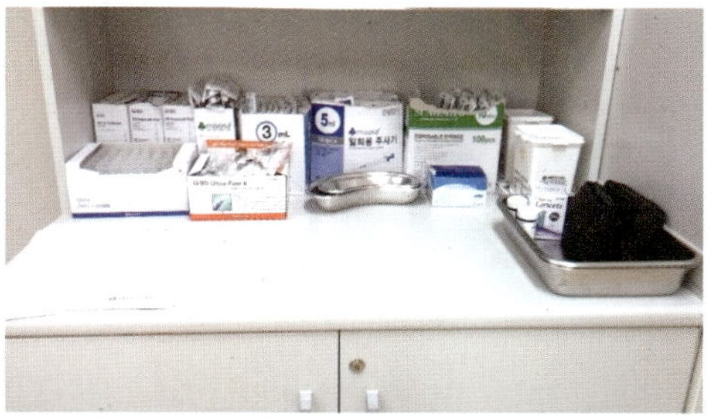

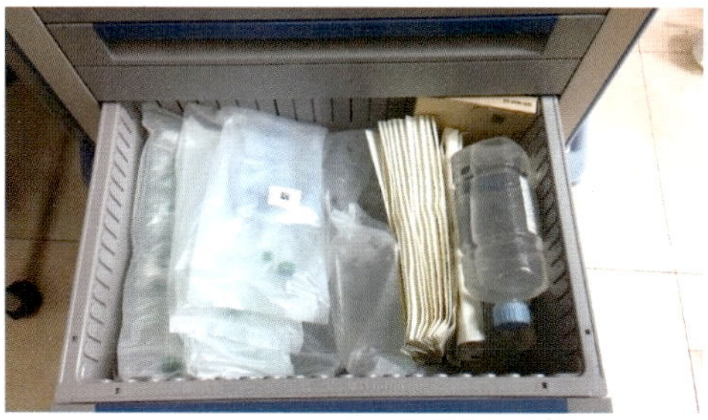

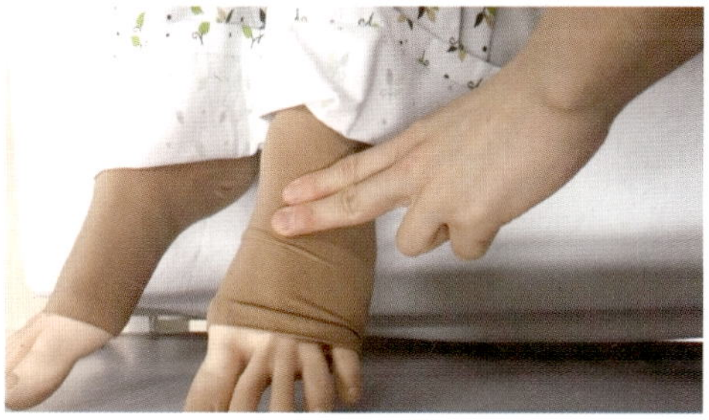

의사처방(physician order)

1. Vatal sign and Neuro checks
   - q 15minutes * 2hrs, every 30minutes * 6hrs, 1hr * 16hrs
2. Activity: bed rest for 24hrs
3. Anti-embolism stockings apply
4. I/O check q 8hrs
5. NPO
6. IV normal saline 100mL/hr
7. Keep Systolic BP 140~180mmHg
8. Prn
   If systolic BP>180mmHg
   → give 10mg Labetalol IV over 1~2min
   → If BP is not controlled → notify to Dr.
   If pain complaint → Tarasyn 15mg IM
   if SpO_2<92% → O_2 via nasal cannular 2L/min

☑ Physician orders
☑ History & physical
☑ Nursing record
☐ Medication Administration Record
☑ Standing(Protocol) orders
☑ Lab report

10. 역할배정

- 그룹별 학생 수(recommended student group size): 3명씩 6조
- 역할 배정(Assignment of roles): S=student, F=faculty
  S1, 2, 3 nurse (간호사 역할)
- 교수역할 규명(Identify faculty roles needed)
  1. 시뮬레이터와 환경 설정 및 평가
  2. 표준환자 교육

11. 환자정보

Patient Name	김○○		
Height	170cm	Weight	72kg
Religion	무교		
Occupation	은퇴		
Primary Caregiver	없음		
Allergies	없음		
Family History	없음		
Social History	특이사항 없음		
Past Medical History	당뇨약, 고혈압약, 고지혈증약		
Immunization	특이사항 없음		
Medication	Metformin, hydrochlorothiazide, simvastin 5년 전부터 계속 복용해 옴		
Present Illness	Hypertension, coronary heart disease, NIDDM(5년 전 진단 받음)		
Primary Medical Diagnosis	Ischemic stroke		

II. 상황소개 및 지침

<table>
<tr><td>상황 요약</td><td colspan="2">응급실 방문하여 cerebral infarction 진단 받음.
현재 병실로 전실하여 1,000mL NS 정맥수액투여 받고 있으며 F/C 삽입하고 있음. 양 하지에는 anti-embolism stockings 적용하고 있음.
신경학적 상태: 오른쪽 팔과 다리의 근력등급은 G3(오른쪽 팔다리가 중력에 대한 대항이 가능, 저항력에 대한 대항은 불가능)로 체크되며, 오른쪽 facial palsy가 있고 의식은 명료하며 목소리는 어눌함</td></tr>
<tr><td>환자 역할</td><td colspan="2">학습목표에 따른 상황 연출</td></tr>
<tr><td>주증상</td><td>두통, 흉부 불편감</td><td>진단명: Cerebral infarction</td></tr>
<tr><td>환자이름</td><td colspan="2">김○○</td></tr>
<tr><td rowspan="3">환자특성</td><td>연령: 65세</td><td>성별: 남성</td></tr>
<tr><td>신장: 170cm</td><td>체중: 72kg</td></tr>
<tr><td colspan="2">병색/표정/기분/목소리/자세/몸짓/외모/복장: 환자복을 입고 누워 있음. 정맥수액 주입 중으로 양 하지에 anti-embolism stockings 적용하고 있음</td></tr>
<tr><td>전반적 정서</td><td colspan="2">당뇨와 고혈압에 대한 치료에 잘 적응하고 있으며 의료진과 치료적 의사소통에 무리가 없음</td></tr>
<tr><td rowspan="4">간호력</td><td colspan="2">질병의 경과: 증상완화를 위하여 수액을 주입하며 집중 관찰하고 있음</td></tr>
<tr><td colspan="2">과거병력: 당뇨병, 고혈압, 고지혈증</td></tr>
<tr><td colspan="2">사회력: 독거 노인</td></tr>
<tr><td colspan="2">가족력: 아버지 고혈압</td></tr>
<tr><td>현재 투여되는 약물</td><td colspan="2">Normal saline 1,000mL</td></tr>
<tr><td>소요 시간</td><td colspan="2">조별 10~15분</td></tr>
<tr><td>학생수행업무</td><td colspan="2">• 뇌경색 대상자의 신체사정
• 대상자의 비정상 활력징후 측정
• 임상 lab data reading
• 뇌경색 대상자의 주요 약물요법
• 비판적 사고를 바탕으로 간호과정을 적용한 간호수행
• 치료적 의사소통
• 핵심 기본간호술 수행
• 간호기록
• 간호수행 재평가</td></tr>
<tr><td>유의사항</td><td colspan="2">• 1인 5분씩 간호중재 시행. 조별 10~15분
• 시뮬레이션이 종료되면 지정된 장소에서 비디오로 녹화된 내용을 보면서 조별 디프리핑을 한다.
• 조별 디브리핑 후 핵심기본간호술평가나 다른 조 관찰한 내용을 관찰 기록지에 기록한다.
• 모든 조의 시뮬레이션이 종료되면 지정된 장소에서 함께 디프리핑에 참여한다.
• 조별 디브리핑과 전체 디브리핑 후 디브리핑 내용과 성찰일지를 작성한다.</td></tr>
</table>

III. 수업운영

<table>
<tr><th>주제</th><td colspan="3">CVA 대상자의 간호</td><td colspan="3">예정시간:</td></tr>
<tr><th>교육 목표</th><td colspan="6">CVA 대상자에게 비판적 사고에 근거한 간호과정을 적용할 수 있다.</td></tr>
<tr><th>참가 학생수</th><th colspan="6">평가기준</th></tr>
<tr><td rowspan="2">명</td><td>☐
출석</td><td>☐
사전학습</td><td>☐
교수평가</td><td>☐
과제(보고서)</td><td>☐
표준환자평가</td><td>☐
핵심기본간호술</td></tr>
<tr><td>%</td><td>%</td><td>%</td><td>%</td><td>%</td><td>%</td></tr>
<tr><th>시간</th><th colspan="3">수업운영 계획</th><th colspan="3">비고</th></tr>
<tr><td>50분</td><td colspan="3">• 출석 확인
• 조 편성 및 평가기준 확인
• 환자 소개, CVA 대상자 간호에 대하여 학습
• 시뮬레이션 실습실 라운딩</td><td colspan="3">• 1조당 3명
• 선행학습 확인(시험)
• 시나리오 제시하고 학습목표 토의
• 동영상 활용하여 오리엔테이션</td></tr>
<tr><th colspan="7">조별 Sim-room 이동</th></tr>
<tr><td>20분</td><td colspan="3">1조 scenario 구현</td><td colspan="3">• 2조는 1조 모니터링
• 다른 조는 핵심기본간호술</td></tr>
<tr><td>10분</td><td colspan="3">2조 Sim-room 이동</td><td colspan="3">• 1조 디브리핑 룸으로 이동하여 mapping 및 간호과정, 성찰일지 작성</td></tr>
<tr><td>20분</td><td colspan="3">2조 scenario 구현</td><td colspan="3">• 3조는 2조 모니터링
• 다른 조는 핵심기본간호술</td></tr>
<tr><td>10분</td><td colspan="3">3조 Sim-room 이동</td><td colspan="3">• 2조 디브리핑 룸으로 이동하여 mapping 및 간호과정, 성찰일지 작성</td></tr>
<tr><td>20분</td><td colspan="3">3조 scenario 구현</td><td colspan="3">• 4조는 3조 모니터링
• 다른 조는 핵심기본간호술</td></tr>
<tr><td>10분</td><td colspan="3">4조 Sim-room 이동</td><td colspan="3">• 3조 디브리핑 룸으로 이동하여 mapping 및 간호과정, 성찰일지 작성</td></tr>
<tr><td>20분</td><td colspan="3">4조 scenario 구현</td><td colspan="3">• 5조는 4조 모니터링
• 다른 조는 핵심기본간호술</td></tr>
<tr><td>10분</td><td colspan="3">5조 Sim-room 이동</td><td colspan="3">• 4조 디브리핑 룸으로 이동하여 mapping 및 간호과정, 성찰일지 작성</td></tr>
<tr><td>20분</td><td colspan="3">5조 scenario 구현</td><td colspan="3">• 6조는 5조 모니터링
• 다른 조는 핵심기본간호술</td></tr>
<tr><td>10분</td><td colspan="3">6조 Sim-room 이동</td><td colspan="3">• 5조 디브리핑 룸으로 이동하여 mapping 및 간호과정, 성찰일지 작성</td></tr>
<tr><td>20분</td><td colspan="3">6조 scenario 구현</td><td colspan="3">• 다른 조는 핵심기본간호술</td></tr>
<tr><td>30분</td><td colspan="6">정리정돈 및 디브리핑 룸 이동</td></tr>
<tr><td>60분</td><td colspan="6">Debriefing
1. 현실로 되돌아와서 서로의 경험과 느낌을 공유
2. 체계적인 검토를 통해 제대로 진행되었는지 분석하고 실제 상황과 대조하여 인지하고 판단
3. 시뮬레이션을 통해 새롭게 이해하게 된 것 중 실제로 학생들에게 의미 있고 중요한 것들을 정리 및 반영</td></tr>
</table>

IV. 선행학습

1. 뇌경색 대상자의 신체 사정에 대하여 서술하시오.

2. 뇌경색 대상자의 주요 약물요법과 주의사항에 대하여 서술하시오.

3. 뇌경색 후 발생 가능한 주요 합병증에 대하여 서술하시오.

• 기타 선행학습 내용

✓ 뇌경색 대상자의 간호(활력징후 측정, 투약, 말초 산소포화도 측정 및 심전도 모니터 적용, 무균술, 환자교육)를 수행할 수 있다.

✓ 임상 lab data reading 방법을 서술하시오.

✓ 비판적 사고를 통한 간호과정

✓ 대상자의 실제적, 잠재적 건강문제 사정

✓ 간호진단 수립 및 순위 설정

✓ 우선순위에 따른 간호중재

V. 간호진단 도출 평가

사례에서 도출된 간호진단과 간호진단을 내린 주관적, 객관적 자료를 기술하고 각 간호진단의 간호중재에 대하여 기술하시오.

주관적 자료 및 객관적 자료	간호진단	간호계획

VI. 조별 디브리핑

1. 구현한 동영상을 보고 성찰한 내용을 서술하시오.

- 어떤 상황이었는가?

- 잘한 점

- 미흡한 점

2. 다른 조의 동영상을 보고 성찰한 내용을 서술하시오.

[_______ 조]

- 어떤 상황이었는가?

- 잘한 점

- 미흡한 점

[_______ 조]

• 어떤 상황이었는가?

• 잘한 점

• 미흡한 점

[_______ 조]

• 어떤 상황이었는가?

• 잘한 점

• 미흡한 점

VII. 디브리핑

1. 대상자는 어떤 상황이었는가?

2. 가장 잘한 점은 무엇이었나?

3. 가장 어려웠던 점은 무엇이었나?

4. 전체적으로 환자간호를 어떻게 수행했다고 평가하는지?

5. 이 환자의 우선적인 문제가 무엇이라고 판단했는가?

6. 문제를 해결하기 위해 우선적으로 수행할 간호활동은 무엇이라고 판단했는가?

7. 오늘 배운 것을 기반으로 실제 상황에 어떻게 적용할 수 있겠는가?

8. 오늘 배운 것 중에서 가장 중요한 것 한 가지를 꼽으라면 무엇인가?

9. 오늘 배운 것 중에서 기억에 남는 것은 무엇인가?

10. 실제로 이 간호활동을 수행했는가?

11. 수행했다면 그 결과를 확인하였는가? 확인의 근거는 무엇이었는가?

12. 실제로 간호활동을 수행하지 못했다면 그 이유는 무엇인가?

13. 우선적인 간호문제 이외에 다른 간호문제는 없었는가?

VIII. 성찰일지

시뮬레이션 시작 전과 후의 흐름에 따라 자신을 성찰하고 필수작성 요소와 육하원칙에 맞추어 작성하시오.

Reflective Paper 필수작성 요소

- 정서(Affective): 시뮬레이션 실습의 목적을 달성하기 위한 과정에서 얻었던 감정, 느낌 등
- 행위(Behavioral): 시뮬레이션 실습 환경에 대한 반응으로 취한 실제행동이나 취하지 못한 행동 등
- 인지(Cognitive): 논리적 사고와 추론

IX. 평가도구

1. 표준환자

학생 성명: 학번:

번호	내용	매우 동의	동의	보통	반대	매우 반대
1	표준화 환자와의 만남이 매우 현실적이었다.					
2	표준화 환자와의 만남은 학생의 지식을 측정하기 위한 좋은 방법이다.					
3	표준화 환자와의 만남은 학생의 기술을 측정하기 위해 좋은 방법이다.					
4	표준화 환자와의 만남은 유용한 학습경험이었다.					
5	표준화 환자의 피드백은 건설적이었다.					
6	실제 현장의 환자와 같이 느껴졌다.					
7	표준화 환자와의 만남을 통해 내 능력에 대한 자신감이 생겼다.					
8	표준화 환자와의 만남을 통해 간호수행에 안정감이 생겼다.					
9	표준화 환자와의 만남은 환자와의 관계 형성 능력을 측정하기 위한 좋은 방법이다.					
10	표준화 환자와의 만남은 매우 가치 있는 일이다.					
합계						
기타						

2. 교수용

	1조(심전도 모니터 연결 및 산소포화도 측정)	미시행(-1)	부분시행(-0.5)
1	손을 씻는다.		
2	담당 간호사 △△△입니다. 이름이 어떻게 되시죠?		
3	등록번호를 확인하겠습니다.		
4	○○○님 좀 어떠세요?		
5	손을 씻는다.		
6	혈압을 체크해 드리겠습니다(V/S을 측정한다).		
7	심전도 모니터 연결 및 산소포화도를 측정한다.		
8	담당의에게 대상자상태를 정확히 notify한다.		
9	산소를 연결한다.		
10	대상자의 상태를 재사정한다.		
11	혈압을 재측정한다.		
12	정리정돈을 한다.		
13	손을 씻는다.		
14	수행한 내용과 환자의 상태에 대해 기록을 한다.		
	총점		

	2조(혈압약 투여)	미시행(-1)	부분시행(-0.5)
1	손을 씻는다.		
2	담당 간호사 △△△입니다. 성함이 어떻게 되시죠?		
3	등록번호를 확인하겠습니다.		
4	○○○님 좀 어떠세요?		
5	통증정도를 0~10이라고 할 때 점수가 얼마나 되시나요?		
6	혈압을 체크해 드리겠습니다(V/S을 측정한다).		
7	처방을 확인한 후 약물을 준비한다 – Labetalol 10mg		
8	성함이 어떻게 되시죠? 등록번호를 확인하겠습니다.		
9	약물을 정확한 경로와 방법으로 투약한다.		
10	대상자의 상태를 재사정한다.		
11	혈압을 재측정한다.		
12	정리정돈을 한다.		
13	손을 씻는다.		
14	수행한 내용과 환자의 상태에 대해 기록을 한다.		
	총점		

3조(흡인성 폐렴의 예방 교육)		미시행(-1)	부분시행(-0.5)
1	손을 씻는다.		
2	담당 간호사 △△△입니다. 성함이 어떻게 되시죠?		
3	등록번호를 확인하겠습니다.		
4	○○○님 좀 어떠세요?		
5	금식 처방을 유지해야 함과 이유를 설명한다.		
6	I/O를 체크한다.		
7	탈수 증상 여부를 사정한다.		
8	혈압을 체크해 드리겠습니다(V/S을 측정한다).		
9	정리정돈을 한다.		
10	손을 씻는다.		
11	수행한 내용과 환자의 상태에 대해 기록을 한다.		
총점			
4조(진행되는 신경학적 상태의 사정 및 보고)		미시행(-1)	부분시행(-0.5)
1	손을 씻는다.		
2	담당 간호사 △△△입니다. 성함이 어떻게 되시죠?		
3	등록번호를 확인하겠습니다.		
4	○○○님 좀 어떠세요?		
5	신경학적 상태를 사정한다.		
6	혈압을 체크해 드리겠습니다(V/S을 측정한다).		
7	담당의사에게 환자의 상태를 알린다.		
8	손을 씻는다.		
9	수행한 내용과 환자의 상태에 대해 기록을 한다.		
총점			
5조(F/C 및 Urine bag 점검)		미시행(-1)	부분시행(-0.5)
1	손을 씻는다.		
2	담당 간호사 △△△입니다. 성함이 어떻게 되시죠?		
3	등록번호를 확인하겠습니다.		
4	○○○님 좀 어떠세요?		
5	혈압을 체크해 드리겠습니다(V/S을 측정한다).		
6	심전도 모니터 연결 및 산소포화도를 측정한다.		
7	환자의 복부팽만 상태를 확인한다.		
8	F/C 및 urine bag을 점검하고 clamping을 풀어준다.		
9	정리정돈을 한다.		
10	손을 씻는다.		
11	수행한 내용과 환자의 상태에 대해 기록을 한다.		
총점			

6조(통증 사정 및 중재)		미시행(-1)	부분시행(-0.5)
1	손을 씻는다.		
2	담당 간호사 △△△입니다. 성함이 어떻게 되시죠?		
3	등록번호를 확인하겠습니다.		
4	○○○님 좀 어떠세요?		
5	통증정도를 0~10이라고 할 때 점수가 얼마나 되시나요?		
6	혈압을 체크해 드리겠습니다(V/S을 측정한다).		
7	담당의에게 환자의 상태를 알린다.		
8	성함이 어떻게 되시죠? 등록번호를 확인하겠습니다.		
9	약물을 정확한 경로와 방법으로 투약한다.		
10	대상자의 상태를 재사정한다.		
12	정리정돈을 한다.		
13	손을 씻는다.		
14	수행한 내용과 환자의 상태에 대해 기록을 한다.		
총점			

3. 태도 평가지

- 성별: 남 (   ) 여 (   )
- 이름:
- 학번:
- 학년: 학년 반

* 다음의 질문들을 읽고 귀하의 생각과 일치하는 해당란에 V표 하시기 바랍니다.

내 용	매우 그렇다	그렇다	보통이다	아니다	전혀 아니다
수업에 대한 흥미가 유발되고 학습의욕도 증진되었다.					
Debriefing을 통하여 활발한 토론과 의견의 공유가 이루어졌다.					
이 학습방법을 통해 간호문제에 체계적으로 접근할 수 있게 되었다.					
이 학습방법을 통해 전공 분야에 대한 관심이 많아졌다.					
이 학습방법을 통해 나 자신의 강점과 약점을 인식하게 되었다.					
임상 실습에 대한 불안이 감소되었다.					
지금까지 학습한 지식을 가지고 대상자의 상황을 파악할 수 있었다.					
간호문제를 정확히 규명하고 우선순위를 설정할 수 있었다.					
설정된 문제의 우선순위에 대한 합리적인 근거를 찾을 수 있었다.					
문제를 해결할 수 있는 적절한 중재방법을 찾을 수 있었다.					
중재내용에 대한 합리적인 근거를 찾을 수 있었다.					
간호중재 목표를 달성했는지에 대한 성과확인 기준을 제시할 수 있었다.					

4. 학습에 대한 자신감 평가지

* 시뮬레이션 학습방법을 통해 환자 간호에 대하여 스스로 느끼는 자신감을 아래 0~10 중에서 골라 V 표시하시기 바랍니다.

(0=매우 자신 없음, 10=매우 자신 있음)

0	1	2	3	4	5	6	7	8	9	10

시뮬레이션 5

효과적인 소생팀의 역할 – ACLS

시뮬레이션 실습실 유의사항

일반적인 주의사항

- 음식물 반입 및 섭취 절대 금지
- 교육 전·후에는 반드시 손 씻기
- 글러브 착용(필요시)
- 볼펜, 잉크펜, 인쇄물(예: 신문 등)이 마네킹에 닿지 않도록 주의
- 실제 환자처럼 대하기

시뮬레이터 사용법 숙지

다음 항목들을 직접 해보고 방법을 완전히 숙지한 후 체크 표시하세요.

만약 방법을 모를 경우에는 조교 선생님 또는 담당 교수님께 문의하세요.

☐ Check for Pulse

☐ Check for Breathing (Chest rise)

☐ Heart & Lung Sounds

☐ Blood Pressure (Manual)

☐ Monitoring – ECG, SpO_2

☐ Emergency Cart – Equipment

☐ IV & Drug

☐ BLS

☐ 제세동기 사용법

☐ 기관삽관

위의 '일반적인 주의사항' 및 '시뮬레이터 사용법'을 모두 숙지하였습니다.

소속: 간호학과 학번: 이름(서명):

시뮬레이션 교육 중 동영상 촬영에 동의하겠습니다.

소속: 간호학과 학번: 이름(서명):

I. 시나리오 개요

<table>
<tr><td>1. 제목</td><td colspan="7">효과적인 소생팀의 역할</td></tr>
<tr><td rowspan="12">2. 시나리오 운영</td><td colspan="7">Instructor: 교수</td></tr>
<tr><td colspan="7">Operator: 교수</td></tr>
<tr><td colspan="7">교육대상: 4학년</td></tr>
<tr><td colspan="7">교육명: 효과적인 소생팀의 역할</td></tr>
<tr><td colspan="7">시나리오 수준(단순, 복합): 복합</td></tr>
<tr><td colspan="7">사전 브리핑 시간: 2시간</td></tr>
<tr><td colspan="7">시뮬레이션 운영 시간: 6분(1역할)</td></tr>
<tr><td colspan="7">디브리핑 시간: 30분</td></tr>
<tr><td colspan="7">실습장소: 시뮬레이션 룸</td></tr>
<tr><td colspan="7">디브리핑 장소: 디브리핑 룸</td></tr>
<tr><td colspan="7">비디오 녹화 여부: 녹화</td></tr>
<tr><td rowspan="2">평가기준</td><td>☐
출석</td><td>☐
사전학습</td><td>☐
교수평가</td><td>☐
과제(보고서)</td><td>☐
표준
환자평가</td><td>☐
핵심기본
간호술</td></tr>
<tr><td>%</td><td>%</td><td>%</td><td>%</td><td>%</td><td>%</td></tr>
<tr><td>3. 사례개요</td><td colspan="7">부정맥에 의한 심정지대상자</td></tr>
<tr><td rowspan="2">4. 사전학습</td><td colspan="7">사전 간호지식: 부정맥, 심전도판독, 응급약물, 응급상황 대본</td></tr>
<tr><td colspan="7">사전 간호술기: BLS, 제세동기 사용법, 기관삽관, 심전도 적용</td></tr>
<tr><td>5. 학습목표</td><td colspan="7">• 수집된 자료를 분석하여 심박속도의 이상소견을 정확히 확인한다.
• 심정지 환자발견 시 기본소생술 및 심정지 리듬에 따른 치료를 확인한다.
• 소생 후 치료를 확인한다.
• 팀역할의 중요성, 효과적인 팀리더와 팀원, 효과적인 소생팀의 요소에 대하여 논의한다.</td></tr>
<tr><td>6. 학습성과의 연관성</td><td colspan="7">PO
PO
PO
PO</td></tr>
<tr><td>7. 핵심기본간호술과의 연계성</td><td colspan="7">기본 심폐소생술 및 제세동기 적용, 심전도 모니터 적용, 정맥수액 주입</td></tr>
<tr><td>8. 연계된 임상실습교과목</td><td colspan="7">기본간호학 실습, 성인간호학, 성인간호학 실습</td></tr>
</table>

9. 환경준비

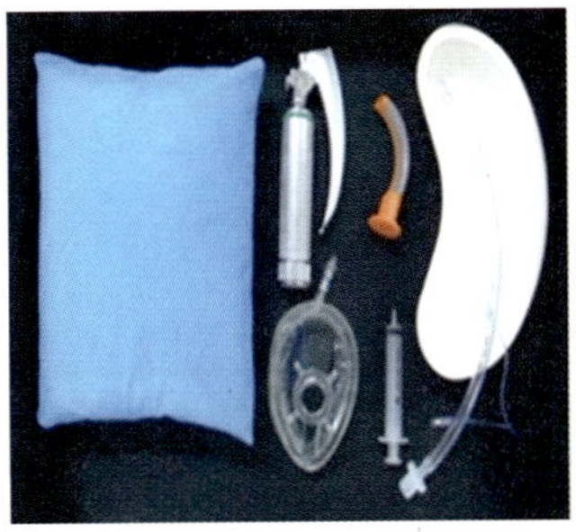

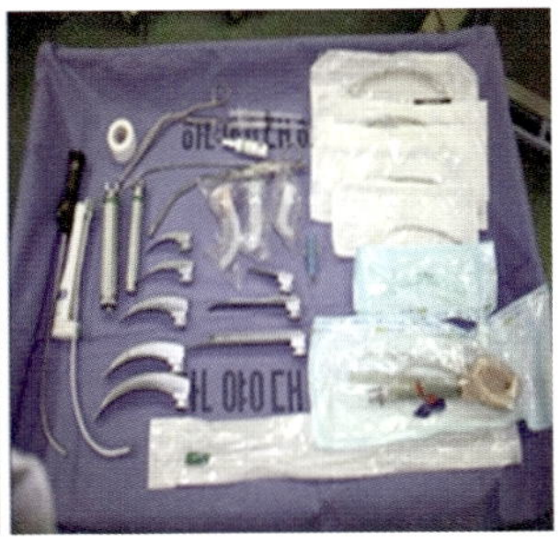

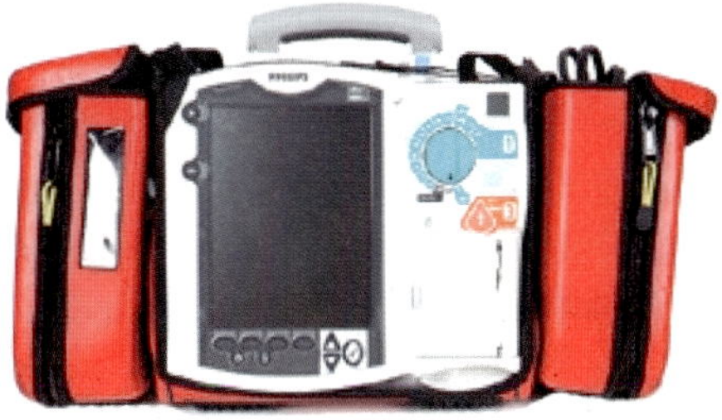

시뮬레이션 환경(Simulated setting)

☐ Med–Surg Wd(일반병동)

(단, 투약 cart를 침상 옆 가까이 배치)

☑ ICU

시뮬레이터(Simulator needed)

☑ Sim–Man

☐ Other: Physico / 성인 남성 모형

작동모드(Simulation mode)

☑ Manual

☐ Programmed

약물/수액(Medications/Fluids)

☐ Medication

Normal saline 500mL, epinephrine

소도구(Props)

☑ Clothing

☐ Wounds/dressings

마네킹에 부착할 기구/장비(Equipment attached to manikin)

☑ ID band/Allergy band

☑ IV site

☑ Peripheral

☑ Oxygen equipment: set to

☑ SpO_2/Pulse oximeter

모니터(Monitor)

☑ Cardiac leads

☐ NIBP

☑ SpO_2/Pulse oximeter

☑ Suction

☐ Drains (Hemovac, JP bag etc.)

실습 시 필요한 장비(Equipment available in room)

☑ Vital sign equipment

☑ IV treatment cart

☑ Emergency cart

☑ 심실 제세동기

실습 시 필요한 소모품(Supplies available in room)

☑ O_2 delivery devices

☑ Nasal cannula

☑ Airway devices

☑ Orolaryngeal tube

☐ Other: pen light

의무기록(Documentation Forms)

☐ V/S record

☐ Admission orders

☐ Physician orders

☐ History & physical

☐ Nursing admission ☐ Medication administration record ☐ Standing(Protocol) orders ☐ Lab report	

10. 역할배정

- 그룹별 학생 수(recommended student group size): 6명
- 역할 배정(assignment of roles): S=student, F=faculty
  - S1 기도관리
  - S2 가슴압박
  - S3 제세동 및 모니터링
  - S4 정맥주사와 약물투여
  - S5 팀리더
  - S6 기록담당
- 교수역할 규명(identify faculty roles needed)
  1. 환경준비 및 상황연출
  2. 평가

11. 환자정보

Patient Name	김인식		
Height	160cm	Weight	62kg
Religion	기독교		
Occupation	회사원		
Primary Caregiver	없음		
Allergies	없음		
Family History	없음		
Social History	특이사항 없음		
Past Medical History	Hypovolemia, hypoxia, hydrogen ion(acidosis), hypo-hyperkalemia, hypothermia, tension pneumothorax, cardiac tamponade, toxins, pulmonary thrombosis, coronary thrombosis의 질병 중 1개 질병		
Immunization	특이사항 없음		
Medication	사정 못함		
Present Illness	무의식, 부정맥		
Primary Medical Diagnosis	Hypovolemia, hypoxia, hydrogen ion(acidosis), hypo-hyperkalemia, hypothermia, tension pneumothorax, cardiac tamponade, toxins, pulmonary thrombosis, coronary thrombosis와 관련된 진단		

II. 상황소개 및 지침

상황 요약	응급실에 타병원에서 후송되어온 대상자는 의식이 없으며 호흡이 없는 상태이다.
환자 역할	Sim – Men
주증상	의식과 호흡이 없음
환자이름	모름
환자특성	의식이 없으며 맥박이 촉지되지 않는다.
현재 투여되는 약물	없음
소요 시간	조별 5~7분
학생수행업무	• 6역할에 대한 대본을 암기하고 모든 역할을 수행한다. • 제세동기사용법과 기관삽관에 대한 핵심술기을 선행학습 한다. • 심전도 리듬에 대하여 선행학습 한다. • 치료팀과의 효과적인 의사소통에 대하여 숙지한다. • 핵심 기본간호술 수행: 활력징후 측정, 정맥수액요법, BLS, 산소요법, 산소포화도 측정과 심전도 적용, 제세동기 적용 등 • 간호기록은 기록을 담당학생이 메모 후 발표한다. • 발표한 내용을 CPR 기록 예를 참고하여 작성 후 지침서에 부착하여 제출한다.
유의사항	• 6역할을 정한 후 시나리오 구현한다. 역할을 교대하여 수행한다. • 6인 1조로 운영하며 각조의 파트너가 각 역할을 평가한다. • 6분마다 교대 시 정리정돈을 하여 바로 구현할 수 있도록 한다. • 1조 구현이 종료되면 10분간 디브리핑을 한다. • 디브리핑 내용과 성찰일지를 작성한다.

III. 수업운영

<table>
<tr><td>주제</td><td colspan="3">효과적인 소생팀의 역할</td><td colspan="3">예정시간:</td></tr>
<tr><td>교육 목표</td><td colspan="6">무의식 대상자의 효과적인 소생팀 역할을 수행함으로써 의료팀의 역할을 이해하고 의사소통의 역량을 증진시킨다.</td></tr>
<tr><td>참가 학생수</td><td colspan="6">평가기준</td></tr>
<tr><td rowspan="2">명</td><td>□
출석</td><td>□
사전학습</td><td>□
교수평가</td><td>□
과제(보고서)</td><td>□
표준환자평가</td><td>□
핵심기본간호술</td></tr>
<tr><td>%</td><td>%</td><td>%</td><td>%</td><td>%</td><td>%</td></tr>
<tr><td>시간</td><td colspan="3">수업운영 계획</td><td colspan="3">비고</td></tr>
<tr><td>30분</td><td colspan="3">• 출석 확인
• 조 편성 및 평가기준 확인
• 상황 소개, 응급환자 간호에 대하여 학습
• 시뮬레이션 실습실 라운딩</td><td colspan="3">• 1조당 6명
• 선행학습 확인(시험)
• 시나리오 제시하고 학습목표 토의
• 동영상 활용하여 오리엔테이션</td></tr>
<tr><td>1시간 30분</td><td colspan="3">• 6명씩 술기 연습
• 조별 30분 순환</td><td colspan="3">• 1조: 기도내관, IV
• 2조: 심전도, 제세동기 적용 연습
• 3조: BLS</td></tr>
<tr><td colspan="7">조별 Sim-room 이동</td></tr>
<tr><td>50분</td><td colspan="3">1조 scenario 구현 후 2조와 debriefing</td><td colspan="3">• 1조는 2조와 함께 구현 및 평가(Sim-room)
• 3조 디브리핑 룸 모니터링 및 연습</td></tr>
<tr><td>50분</td><td colspan="3">2조 scenario 구현 후 3조와 debriefing</td><td colspan="3">• 2조는 3조와 함께 구현 및 평가(Sim-room)
• 1조 디브리핑 룸에서 모니터링 & 지침서작성</td></tr>
<tr><td>50분</td><td colspan="3">3조 scenario 구현 후 1조와 debriefing</td><td colspan="3">• 3조는 1조와 함께 구현 및 평가(Sim-room)
• 2조 디브리핑 룸에서 모니터링 & 지침서작성</td></tr>
<tr><td colspan="7">수업 운영 Tip
□ 조 구성은 역할을 조정하여 5~6인으로 탄력적으로 운영한다.
□ 구현상황이 모니터링이 안 되는 환경에서는 시나리오를 구현하는 장소나 조정실에서 모니터링 할 수 있다.
□ 녹화시설 미흡 시 동영상 촬영 후 성찰할 수 있는 기회를 제공할 수 있다.</td></tr>
</table>

1. Team Leader로서 당신의 역할

과정	
모든 과정 중	고품질의 심폐소생술(high-quality CPR) 지시 ① 분당 100회 이상의 속도로 가슴압박 ② 5cm 이상의 압박 깊이 유지 ③ 30:2의 가슴압박:호흡보조 주기 유지 ④ 전문기도기(endotracheal tube, laryngeal mask airway, laryngeal tube, esophageal-tracheal tube 등) 삽입 시 6~8초마다 호흡 보조 ⑤ 가슴압박 중지(chest compression interrution) 최소화 강조 ⑥ 과호흡 금지 강조 ⑦ $ETCO_2 \geq 10mmHg$, Arterial diastolic pressure≥20mmHg, $ScvO_2 \geq 30\%$ 유지
	팀의 역할 지정 및 팀원의 역할 수행 독려 ① Chest compression ② ECG monitoring and defibrillation ③ IV, I/O access and medication ④ Airway and ventilation ⑤ Recording
1	PEA 인지
2	3~5분마다 epinephrine 1mg IV, I/O 투여 지시 (첫 번째 혹은 두 번째 약물 투여는 Vasopressin 40IU으로 대체할 수 있음)
3	전문기도기 삽입 및 호기말이산화탄소압 감시(capnography) 지시
4	2분마다 리듬과 경동맥박을 확인하고 심정지 지속 시 즉시 심폐소생술 지시
5	심정지의 가역적 원인 치료(H's and T's) Hypovolemia, hypoxia, hydrogen ion(acidosis), hypo-hyperkalemia, hypothermia, tension pneumothorax, cardiac tamponade, toxins, pulmonary thrombosis, coronary thrombosis
1	Asystole 인지
2	3~5분마다 epinephrine 1mg IV, I/O 투여 지시 (첫 번째 혹은 두 번째 약물 투여는 Vasopressin 40IU으로 대체할 수 있음)
3	전문기도기 삽입 및 호기말이산화탄소압 감시(capnography) 지시
4	2분마다 리듬과 경동맥박을 확인하고 심정지 지속 시 즉시 심폐소생술 지시
5	심정지의 가역적 원인 치료(H's and T's) Hypovolemia, hypoxia, hydrogen ion(acidosis), hypo-hyperkalemia, hypothermia, tension pneumothorax, cardiac tamponade, toxins, pulmonary thrombosis, coronary thrombosis)
1	VF/pulseless VT management
2	VF/pulseless VT임을 팀원에게 알린다.
3	즉시 제세동기 설정 및 충전을 지시한다.
4	주위 안전을 확보시킨다.
5	정확한 에너지와 방법으로 제세동을 지시한다.
Post-cardiac arrest care	
1	순환회복(ROSC) 여부를 확인
2	혈역학적 징후를 감시하고 필요 시 기관 내 삽관 지시 (혈압, 산소포화도, 호기말이산화탄소압, 혈액 검사 등)
3	12 유도 심전도를 시행하여 관상동맥 확장술(PCI)의 시행 여부 판단
4	치료적 저체온법 수행 여부 판단

2. 시나리오 대본

대본을 암기하여 각자 역할을 수행한다.

1) 상황

응급실에 도착한 환자가 의식소실이 관찰되었다.

2) 내용

학생 1 환자 분 정신 차리세요!!! 눈 떠보세요!! 학생 4 선생님 여기 좀 도와주세요!!! 맥박 없습니다. Compression 시행하겠습니다.

학생 2, 3 무슨 일인가요?

학생 4 Arrest입니다. 제가 code blue 요청하겠습니다. 학생 3 선생님은 Emergency cart 가져다 주시고 학생 2 선생님은 defibrillator 가져다 주세요

학생 3 E-Box 가져오겠습니다.

학생 2 Defbrillator 가져오겠습니다.

학생 4 (원내 119) 응급실 간호사입니다. 응급실에서 Arrest 발생했습니다. 성인 code blue 방송해 주세요.

학생 5(Dr. R1), leader(학생 6, Dr. R4) 도착

Leader 어떤 환자죠?

학생 5 ○○○ 진단 환자로 ○○○ ○○○이 의심됩니다.

○○○ 진단 및 ○○○ ○○○은 심정지의 가역적인 요인(5H's & 5T's) 질환입니다.

Hypovolemia(저혈량혈증), Hypoxia(저산소증), Hydrogen ion(대사성산증)
Hyper/Hypokalemia(저/고칼륨혈증), Hypothermia(저체온)
Tension pneumothorax(긴장성기흉), Tamponade cardiac(심장눌림증)
Thrombosis coronary(급성관상동맥경색), Toxins(약물중독)
Thrombosis pulmonary(폐동맥색전증)

학생 1 Compression 중

학생 2 Defibrillator 준비됐습니다. EKG 연결하겠습니다.

학생 3 Emergency cart와 ambu bag 준비됐습니다. Ambu bagging 하겠습니다.

학생 2 Hard board 넣겠습니다. 목 잡아주세요. 하나, 둘, 셋.

EKG ○○○(결과 확인해야 함)

Leader 지금부터 제가 리더를 맡겠습니다. 리듬 확인하겠습니다.

학생 5 리듬 확인(10초 이내)

학생 5 ○○○입니다. 손 바꾸겠습니다.

Leader 학생 2 선생님과 학생 5 선생님은 교대로 compression을 해주세요. 학생 1 선생님이 ambu bagging 해주세요. 학생 3 선생님은 IV line 확보하고 CBC, electrorite, Ca^{++}, Mg^{++} 포함한 ABGA 나가주시고 BST 측정해주세요. 학생4 선생님은 IV line 확보되면 △△△△△ 정맥투여 해 주세요.

학생 1 Ambu bagging 하겠습니다.

학생 3 IV line 확보하였습니다. Lab 나가겠습니다.

Leader N/S 500cc loading 해주세요.

학생 3 Loading 시작하겠습니다.

학생 4 △△△△△ 정맥 투여합니다.

학생 3 Lab 응급으로 진단검사의학과에 응급으로 접수시켜주세요! BST 100 나왔습니다.

학생 4 제가 recording 하겠습니다.

Leader 학생 4 선생님은 △△△△△ 준비해주세요

학생 4 △△△△△ 준비됐습니다. 리듬 확인한 지 2분 지났습니다.

EKG ○○○(결과 확인해야 함)

Leader Rhythm 확인하겠습니다. 모두 비켜 주세요. ○○○입니다.

학생 2 손 바꾸겠습니다.

Leader 학생 4 선생님 △△△△△ 정맥주사 해주세요. △△△△△은 3분마다 투여하겠으니 준비해 주세요.

학생 4 △△△△△ 정맥투여 합니다.

Event 분비물 많음

학생 1 secretion 많아 airway 확보가 안 됩니다.

학생 5 □□□□□ 하겠습니다. 학생 3 선생님 □□□□□ 준비해주세요.

학생 3 □□□□□ 준비됐습니다.

학생 5 □□□□□ 시행하겠습니다.

Leader Lung sound 확인하겠습니다. Chest rising 잘 되고 있습니다. 지금 몇 cm이죠?

학생 3 입술 위 ☆☆cm입니다.

학생 5 ☆☆cm에 고정해 주세요. 지금부터 compression은 분당 최소 ☆☆☆회로 ☆cm 깊이로 유지해주시고 학생 1 선생님은 ☆초에 한번씩 ambu bagging해주세요.

학생 4 Rhythm 확인 후 2분 경과했습니다.

EKG ○○○(결과 확인해야 함)

학생 5 Rhythm 확인하겠습니다. ○○○입니다. Defbrillator 150J로 shock 하겠습니다. Charge 해 주세요

학생 3 150J charge 했습니다.

Leader Shock 하겠습니다. 모두 비켜 주세요. Clear!! (모두 CLEAR!!) 하나, 둘, 셋.... SHOCK!!

학생 5 Compression 하겠습니다.

학생 4 △△△△△ 투여한 지 3분 지났습니다. △△△△△ 투여할까요?

Leader △△△△△ 투여해 주세요. 다음 Rhythm 확인 후 V-fib이면 △△△△△과 ( ) 투여하겠습니다. 준비해 주세요.

학생 4 △△△△△ 정맥투여 하겠습니다. △△△△△ 총 3번 들어갔습니다.

학생 2 △△△△△과 ( ) 준비됐습니다.

학생 4 제세동 후 2분 경과했습니다.

EKG ○○○(결과 확인해야 함)

학생 5 Rhythm 확인하겠습니다.

학생 5 ○○○입니다. Pulse.

Leader 학생 5 선생님 CVP 측정해주시고 학생 1 선생님 ambu bagging 유지 해 주세요. 학생 2 선생님은 chest portable과 EKG portable 연락해주세요.

학생 5 CVP 3cmH_2O입니다. 학생 3 선생님 N/S 500cc loading 해주세요. 제가 ICU 자리 arrange 하겠습니다.

학생 3 N/S 500cc loading 하겠습니다.

마무리

Leader 학생 4 선생님 CPR major event 및 medication 간략히 정리해주세요.

학생 4 ~~~~~~며 CPR time 총 7분입니다.

Leader 네! 환자 중환자실로 이동할 때까지 지켜 봐주시고 마무리 잘 해 주시기 바랍니다. 보호자분들께는 제가 설명하겠습니다. 여러분들의 노력으로 한 생명을 살릴 수 있었습니다. 모두 수고 많으셨습니다.

모두 수고하셨습니다.

IV. 모니터 기록지 & 평가표

1. 평가표

의료팀 1(학생 1) 평가표

월 일 조 이름:

Performance: 학생 1, 4 환자 arrest 발견	평가표시 2점=정확하게 모두 시행 1점=미흡, 부족 0점=미시행 혹은 잘못된 시행, 오류		
1. 심정지 발생 인지(양쪽 어깨를 두드리며) 의식 확인과 호흡 운동을 확인한다(5~10초).	□ 2점	□ 1점	□ 0점
2. 도움요청(원내 심정지 방송 요청), 제세동기 요청한다.	□ 2점	□ 1점	□ 0점
맥박 확인(5~10초) 후 가슴압박을 시작한다.			
3. 가슴 중앙에 위치한다.	□ 2점	□ 1점	□ 0점
4. 빠르고 깊게 시행한다(100회/분, 5cm 이상 깊이).	□ 2점	□ 1점	□ 0점
5. 완전하게 chest recoil 시킨다.	□ 2점	□ 1점	□ 0점
리더의 지시에 따라 팀의 역할을 수행한다.			
Ambu bagging한다.			
6. Ambu bag을 E-C technique을 적용한다.	□ 2점	□ 1점	□ 0점
7. 과환기 방지를 고려한다(chest rising을 확인한다).	□ 2점	□ 1점	□ 0점
8. 기도유지를 사정한다.	□ 2점	□ 1점	□ 0점
9. 순환형 의사소통을 한다.	□ 2점	□ 1점	□ 0점
* 총점:			

의료팀 2(학생 2) 평가표

월 일 조 이름:

Performance: 의료팀 1, 4가 arrest 환자 발견하여 의료팀 2, 3에게 도움 요청	평가표시 2점=정확하게 모두 시행 1점=미흡, 부족 0점=미시행 혹은 잘못된 시행, 오류		
1. 도움 요청 받은 후 defibrillator와 EKG를 가져온다.	☐ 2점	☐ 1점	☐ 0점
2. Defibrillator와 EKG를 정확한 위치에 연결한다.	☐ 2점	☐ 1점	☐ 0점
3. Hard board를 적용한다.	☐ 2점	☐ 1점	☐ 0점
리더의 지시에 따라 팀의 역할을 수행한다.			
Chest compression을 실시한다.			
5. 가슴 중앙에 위치한다.	☐ 2점	☐ 1점	☐ 0점
6. 빠르고 깊게 시행한다(100회/분, 5cm 이상 깊이).	☐ 2점	☐ 1점	☐ 0점
7. 완전하게 chest recoil 시킨다.	☐ 2점	☐ 1점	☐ 0점
6. 순환형 의사소통을 한다.	☐ 2점	☐ 1점	☐ 0점
* 총점:			

의료팀 3(학생 3) 평가표

월 일 조 이름:

Performance: 의료팀 1, 4가 arrest 환자 발견하여 의료팀 2, 3에게 도움 요청	평가표시 2점=정확하게 모두 시행 1점=미흡, 부족 0점=미시행 혹은 잘못된 시행, 오류		
1. 도움요청 받은 후 E-box와 ambu bag을 가져온다.	☐ 2점	☐ 1점	☐ 0점
2. Ambu bag을 E-C technique을 적용한다.	☐ 2점	☐ 1점	☐ 0점
3. 과환기 방지를 고려한다(chest rising을 확인한다).	☐ 2점	☐ 1점	☐ 0점
리더의 지시에 따라 팀의 역할을 수행한다.			
4. IV line 확보하고 검사 시행한다.	☐ 2점	☐ 1점	☐ 0점
5. 올바른 약물을 정확한 용량과 방법으로 투여한다.	☐ 2점	☐ 1점	☐ 0점
6. 순환형 의사소통을 한다.	☐ 2점	☐ 1점	☐ 0점
VF/pulseless VT Management			
7. 즉시 제세동기 설정 및 충전을 실시한다.	☐ 2점	☐ 1점	☐ 0점
8. 순환형 의사소통을 한다.	☐ 2점	☐ 1점	☐ 0점
9. 주위 안전을 확보한다.	☐ 2점	☐ 1점	☐ 0점
기도삽관			
기도삽관 준비와 삽관에 협력한다.			
10. 기도삽관 자세를 취한다.	☐ 2점	☐ 1점	☐ 0점
11. 기도삽관 준비물을 준비한다. (laryngoscope, endotracheal tube, stylet, ambu bag, 윤활제, oral airway, 반창고, 10cc syn 등)	☐ 2점	☐ 1점	☐ 0점
12. 순환형 의사소통을 한다.	☐ 2점	☐ 1점	☐ 0점
* 총점:			

의료팀 4(학생 4) 평가표

월 일 조 이름:

Performance: 학생 1, 4 환자 arrest 발견	평가표시 2점=정확하게 모두 시행 1점=미흡, 부족 0점=미시행 혹은 잘못된 시행, 오류		
1. 도움을 요청(원내119)한다. 다른 의료팀에게 제세동과 E-box 요청한다.	☐ 2점	☐ 1점	☐ 0점
2. (원내119) 전화한다. 순환형 의사소통을 한다.	☐ 2점	☐ 1점	☐ 0점
리더의 지시에 따라 팀의 역할을 수행한다.			
3. 약물투여 한다.	☐ 2점	☐ 1점	☐ 0점
4. 순환형 의사소통을 한다(약물 용량 및 시간 등).	☐ 2점	☐ 1점	☐ 0점
5. 올바른 약물을 정확한 용량과 방법으로 투여한다.	☐ 2점	☐ 1점	☐ 0점
6. 기록을 담당한다.	☐ 2점	☐ 1점	☐ 0점
7. CPR major event 및 medication 간략히 정리한다.	☐ 2점	☐ 1점	☐ 0점
* 총점:			

의사 R4(학생 5) 평가표

월 일 조 이름:

Performance: 학생 1, 2, 3, 4 환자 arrest 발견한 상황	평가표시 2점=정확하게 모두 시행 1점=미흡, 부족 0점=미시행 혹은 잘못된 시행, 오류		
1. Leader와 EKG 리듬을 확인(leader의 보조 역할을 수행)한다.	☐ 2점	☐ 1점	☐ 0점
2. 가역적인 원인 찾는다. (H's & T's: 고칼륨혈증, 가슴청진, 병력 재청취 등)	☐ 2점	☐ 1점	☐ 0점
3. 가슴압박, 기도확보, 정맥로 확보 및 약물투여, 제세동 등의 역할을 지시한다.	☐ 2점	☐ 1점	☐ 0점
4. 전문기도유지기(intubation)를 삽입을 한다.	☐ 2점	☐ 1점	☐ 0점
5. 과환기 방지를 고려한다(chest rising을 확인한다).	☐ 2점	☐ 1점	☐ 0점
VF/pulseless VT Management			
8. VF/pulseless VT 임을 팀원에게 알린다.	☐ 2점	☐ 1점	☐ 0점
9. 즉시 제세동기 설정 및 충전을 지시한다.	☐ 2점	☐ 1점	☐ 0점
10. 주위 안전을 확보시킨다.	☐ 2점	☐ 1점	☐ 0점
11. 정확한 에너지와 방법으로 제세동을 지시한다.	☐ 2점	☐ 1점	☐ 0점
12. 제세동 후 리듬확인 없이 즉시 가슴압박을 실시한다.	☐ 2점	☐ 1점	☐ 0점
(심각한 오류) 제세동을 지시하지 않거나 지연시킨다.	☐ –10점		
PEA Management			
13. 맥박을 확인하여 PEA을 팀원에게 알린다.	☐ 2점	☐ 1점	☐ 0점
14. 즉시 가슴압박을 지시한다.	☐ 2점	☐ 1점	☐ 0점
15. 올바른 약물을 정확한 용량과 방법으로 투여한다.	☐ 2점	☐ 1점	☐ 0점
(심각한 오류) 제세동을 지시한다.	☐ –10점		
Asystole Management			
16. 맥박을 확인하지 않고 무수축임을 알린다.	☐ 2점	☐ 1점	☐ 0점
17. 즉시 가슴압박을 지시한다.	☐ 2점	☐ 1점	☐ 0점
18. 올바른 약물을 정확한 용량과 방법으로 투여한다.	☐ 2점	☐ 1점	☐ 0점
(심각한 오류) 제세동을 지시한다.	☐ –10점		
19. 순환형 의사소통을 한다.	☐ 2점	☐1점	☐ 0점
* 총점:			

의료팀 4(학생 4) 평가표

월 일 조 이름:

Performance: 학생 1, 2, 3, 4 환자 arrest 발견한 상황	평가표시 2점=정확하게 모두 시행 1점=미흡, 부족 0점=미시행 혹은 잘못된 시행, 오류		
1. 학생 5와 EKG 리듬 확인	☐ 2점	☐ 1점	☐ 0점
2. 리더는 팀원의 역할을 정하고 팀을 운영한다.	☐ 2점	☐ 1점	☐ 0점
3. 가슴압박, 기도확보, 정맥로 확보 및 약물투여, 제세동 등의 역할을 지시한다.	☐ 2점	☐ 1점	☐ 0점
4. 가슴압박 2분마다 교대 또는 적절하지 않을 시 교정해준다. (권장: $ETCO_2$ 이용하여 피드백)	☐ 2점	☐ 1점	☐ 0점
5. 적절한 [가슴압박–리듬체크/SHOCK–가슴압박] 주기를 시행한다.	☐ 2점	☐ 1점	☐ 0점
6. 적절한 시기(분비물 많음)에 전문기도유지기를 삽입을 지시한다.	☐ 2점	☐ 1점	☐ 0점
7. 과환기 방지를 지시한다.	☐ 2점	☐ 1점	☐ 0점
8. 가역적인 원인 찾기를 지시한다. (H's & T's: 고칼륨혈증, 가슴청진, 병력 재청취 등)	☐ 2점	☐ 1점	☐ 0점
9. 환자의 치료와 진행 상황을 요약해 주고, 팀원의 의견을 요청한다.	☐ 2점	☐ 1점	☐ 0점
VF/pulseless VT Management			
10. VF/pulseless VT임을 팀원에게 알린다.	☐ 2점	☐ 1점	☐ 0점
11. 즉시 제세동기 설정 및 충전을 지시한다.	☐ 2점	☐ 1점	☐ 0점
12. 주위 안전을 확보시킨다.	☐ 2점	☐ 1점	☐ 0점
13. 정확한 에너지와 방법으로 제세동을 지시한다.	☐ 2점	☐ 1점	☐ 0점
14. 제세동 후 리듬확인 없이 즉시 가슴압박을 지시한다.	☐ 2점	☐ 1점	☐ 0점
15. 올바른 약물을 정확한 용량과 방법으로 투여한다.	☐ 2점	☐ 1점	☐ 0점
(심각한 오류) 제세동을 지시하지 않거나 지연시킨다.	☐ –10점		
PEA Management			
16. 맥박을 확인하여 PEA을 팀원에게 알린다.	☐ 2점	☐ 1점	☐ 0점
17. 즉시 가슴압박을 지시한다.	☐ 2점	☐ 1점	☐ 0점
18. 올바른 약물을 정확한 용량과 방법으로 투여한다.	☐ 2점	☐ 1점	☐ 0점
(심각한 오류) 제세동을 지시한다.	☐ –10점		
Asystole Management			
19. 맥박을 확인하지 않고 무수축임을 알린다.	☐ 2점	☐ 1점	☐ 0점
20. 즉시 가슴압박을 지시한다.	☐ 2점	☐ 1점	☐ 0점
21. 올바른 약물을 정확한 용량과 방법으로 투여한다.	☐ 2점	☐ 1점	☐ 0점
(심각한 오류) 제세동을 지시한다.	☐ –10점		
Post–cardiac Arrest Care			
22. 순환회복(ROSC) 인지 및 이를 팀원들에게 알린다.	☐ 2점	☐ 1점	☐ 0점
23. 혈압 측정, 산소포화도 측정 등을 지시한다.	☐ 2점	☐ 1점	☐ 0점
24. 저체온치료 여부를 판단하여 지시하고, 중환자 치료(중환자실, 호흡기, 사진 등)를 지시한다.	☐ 2점	☐ 1점	☐ 0점
25. 팀원의 역할 수행을 독려한다.	☐ 2점	☐ 1점	☐ 0점
* 총점:			

2. 간호기록지

작성한 기록지를 첨부하시오.

V. 선행학습자료

1. 효과적인 소생팀의 원칙

1) 상호존중(Mutual Respect)

최고의 팀은 동료를 인정하고 협력한다. 좋은 성과를 이루기 위해서 자기만족과 이기심을 버리고 소생 치료 동안 서로 존중해야 한다.

2) 순환형 의사소통

소생팀은 다음 순서에 따라 순환형 의사소통을 해야 한다(복창과 반복이 중요하다).

1. 팀 리더는 팀원의 역할을 정하고 신호를 주거나 지시한다.
2. 팀 리더는 팀원의 분명한 대답을 듣거나 눈을 마주쳐 팀원이 이해했다는 것을 확인한다.
3. 팀 리더는 팀원에게 다음 업무를 주기 전에 먼저 시작한 역할 수행이 이루어졌는지 확인한다.

3) 분명한 의사전달

소생팀은 명확한 표현과 정확한 발음으로 대화해야 한다. 소리 지르거나 외치지 말아야 하며, 돌려 말하지 않아야 한다. 불분명한 의사소통은 불필요하게 처치를 지연시키고 약물 오류를 일으킨다.

〈좋은 의사소통의 예〉

(리더) "준비가 되면 심박조율을 시작하겠습니다. 정맥으로 프로포폴이 주사되었습니까?"

(팀원) "프로포폴이 아니라 프로프라놀롤을 주사하자고 말씀하셨습니다. 프로포폴을 준비할까요?"

4) 분명한 역할과 책임

소생팀의 모든 구성원은 자기 역할과 책임을 알아야 한다. 각 팀원의 역할은 퍼즐 조각처럼 다양하게 나누어져 있지만 모두 중요하다. 소생팀원의 역할은 다음과 같이 6가지로 나눌 수 있다.

• 팀 리더, 가슴압박, 기도관리, 모니터링, 정맥주사, 약물 투여, 기록 담당

소생팀이 6명이 안 되는 경우에는 역할을 나누어 맡는다. 팀 리더는 효율적인 소생팀 운영을 위해 팀원 간의 역할을 분명하게 정한다. 팀원은 자기 역할 이상의 업무를 수행할 수 있는 여유가 있다면 서로의 의사전달을 통해 협력하도록 한다. 팀 리더는 팀원이 수동적으로 명령에 따라 수행하게 하지 않고, 능동적으로 소생술에 참여하도록 격려한다.

5) 지식과 상황의 공유

팀 성과를 높이려면 지식을 공유해야 한다. 일차 소생 시도가 효과가 없었다면 팀원과 함께 처음 상황부터 다시 논의해야 한다.

〈예〉 "우리는 ACLS 평가를 한번 마쳤습니다. 혹시 우리가 놓친 것이 있을까요?"

팀원은 팀 리더에게 환자의 상태변화를 알리고 가능한 모든 정보를 바탕으로 판단을 내릴 수 있게 도와야 한다.

6) 건설적인 개입, 조언

소생 치료 중 팀 리더와 팀원은 다른 사람이 적절한 시간에 업무를 마치지 못한다면 서로의 역할에 개입해야 한다.

7) 자신의 한계 인정

팀 리더를 비롯한 모든 사람은 자신의 능력의 한계를 알아야 할 뿐만 아니라, 팀 리더는 팀의 역량을 파악하고 추가적인 지원을 요청할 수도 있어야 한다. 팀원들이 상황을 파악하고 팀 리더에게 추가 지원이 필요한 순간이라는 것을 리더에게 알릴 수 있어야 한다.

8) 재평가와 요약

좋은 리더는 주기적으로 환자에 대한 정보를 요약해서 큰 목소리로 팀원들에게 알려준다. 소생 치료 과정을 요약하고 다음 단계에서 할 일을 미리 알려준다. 환자의 상태가 변화한다는 사실을 기억하자. 초기 감별진단과 치료계획도 유연하게 바꿀 수 있어야 한다. 기록을 담당한 팀원에게도 정보를 요약해 말하도록 요청하자.

9) 시뮬레이션 평가

전문심폐소생술 교육 과정에서는 소생 치료에 필요한 지식과 기술에 대한 종합적인 평가를 시행한다. 학생들은 표준화된 심정지 지식과 기술을 통합할 수 있는 기회를 가지게 된다.

시뮬레이션 평가는 4가지 분류에 따라 이루어진다.

- 기본 소생술(BLS performance)
- 팀워크와 리더십(Team work and leadership)
- 심정지 리듬에 맞는 치료(Rhythm flow)
- 소생 후 치료(Post cardiac arrest care)

2. 심전도

출처: https://www.google.co.kr/

1) 정상심전도

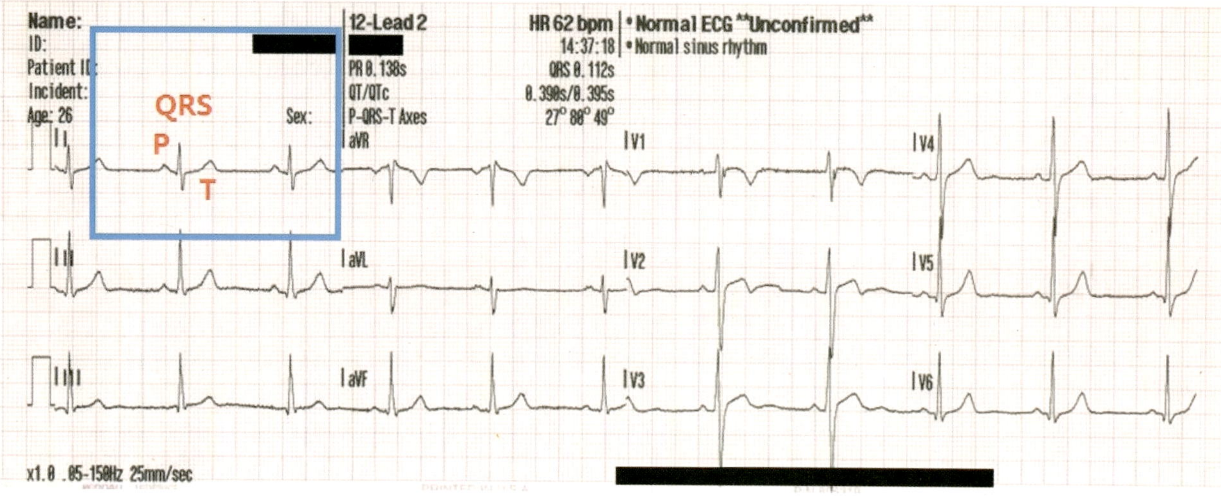

2) 무수축 심정지

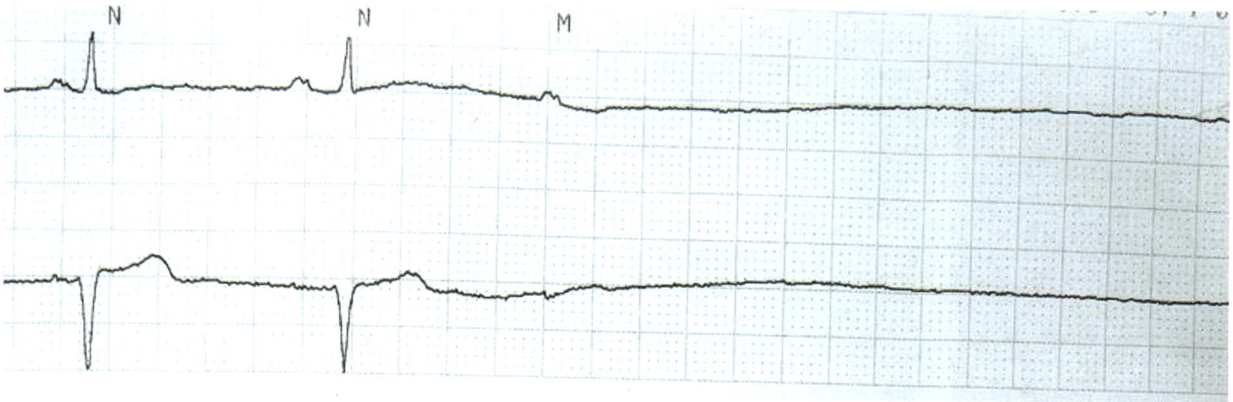

3) PEA

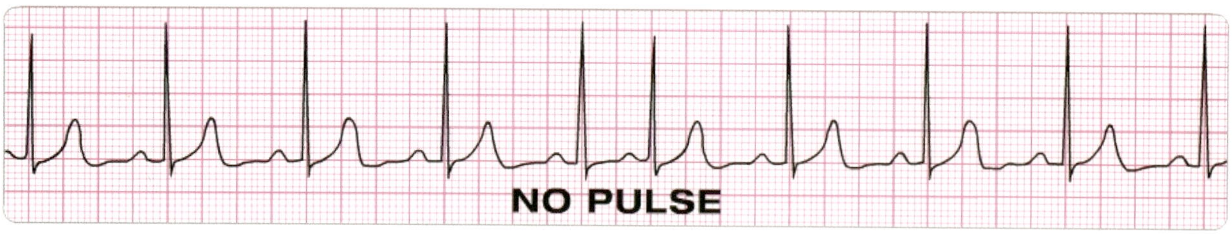

4) Ventricular fibrilation

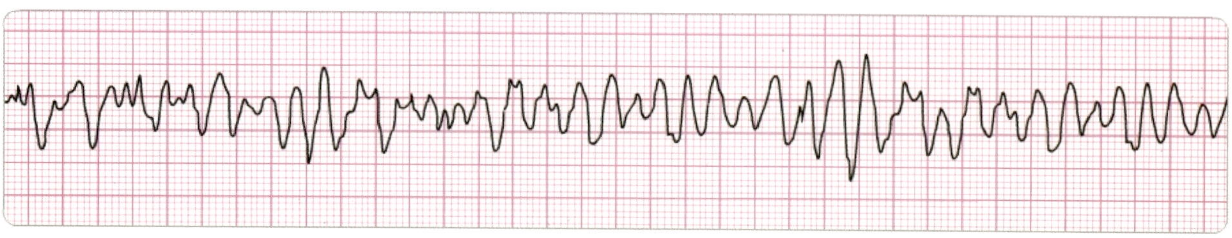

3. 전산소화

Time to hemoglobin desaturation with initial SaO_2=0.87

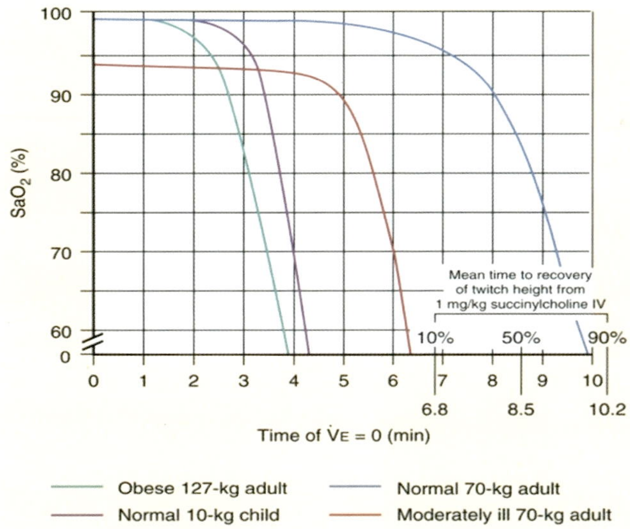

4. 호기말이산화탄소분압 파형

Capnography

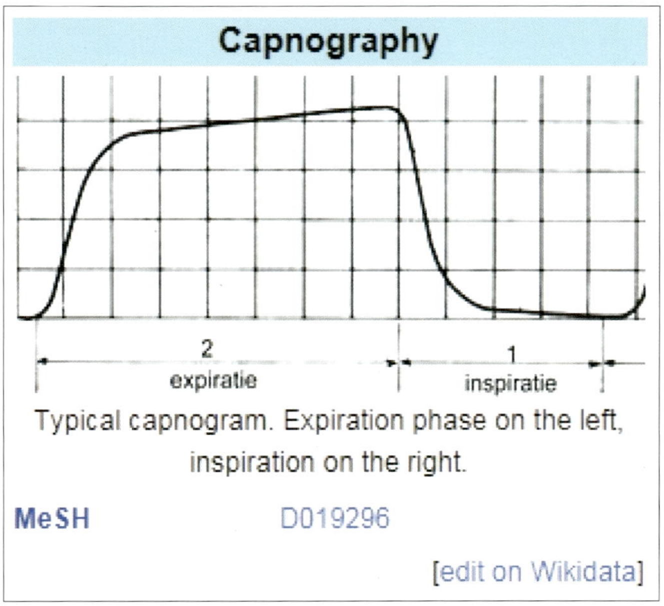

5. 기도삽관

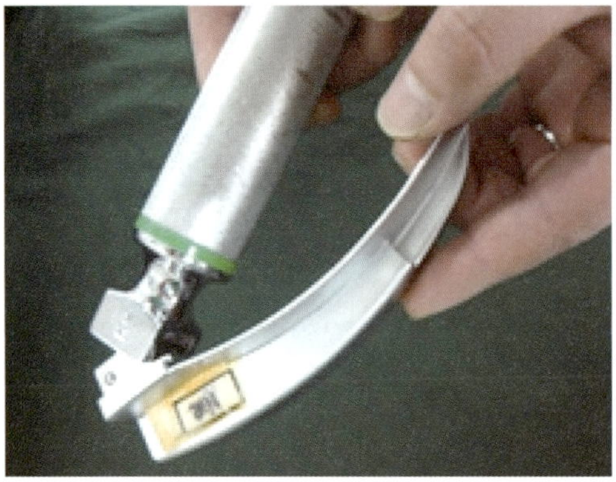

❶ 적절한 후두경을 선택하여 올바로 연결한다.

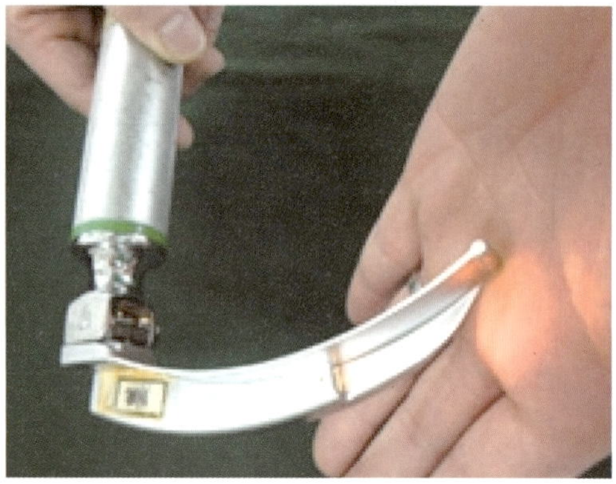

❷ 후두경의 불이 잘 나오는지 확인한다.

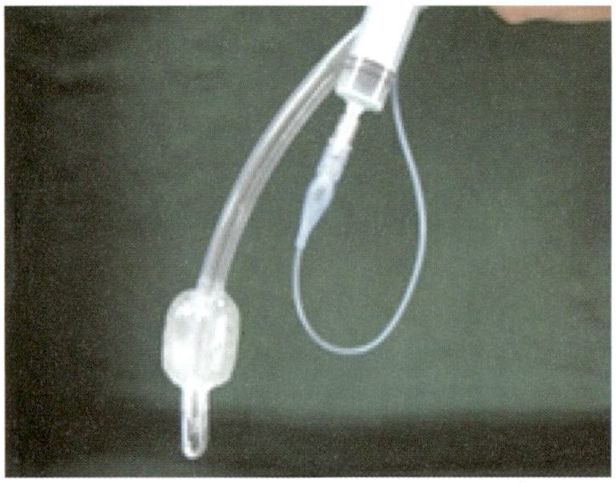

❸ 기관튜브의 기낭이 새지 않는지 확인한다.

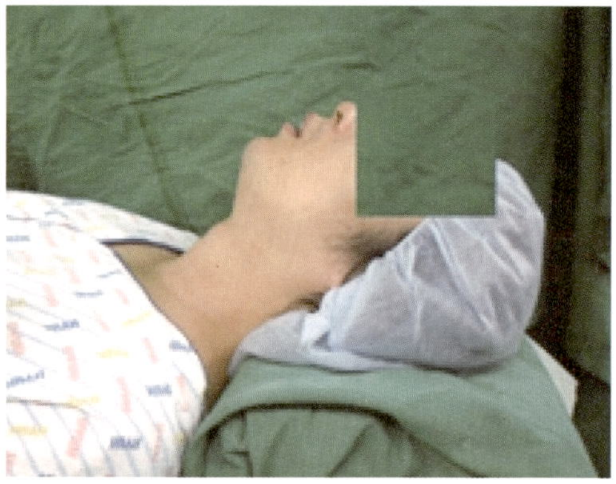

❹ 머리 밑에 베개를 받친 후 목을 뒤로 젖혀 sniffing 자세를 만든다.

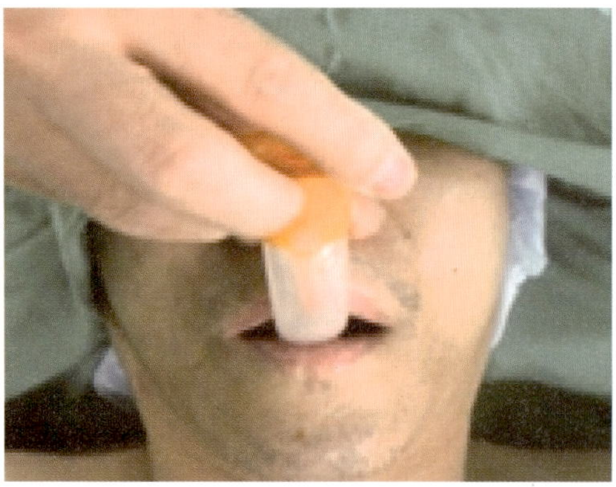

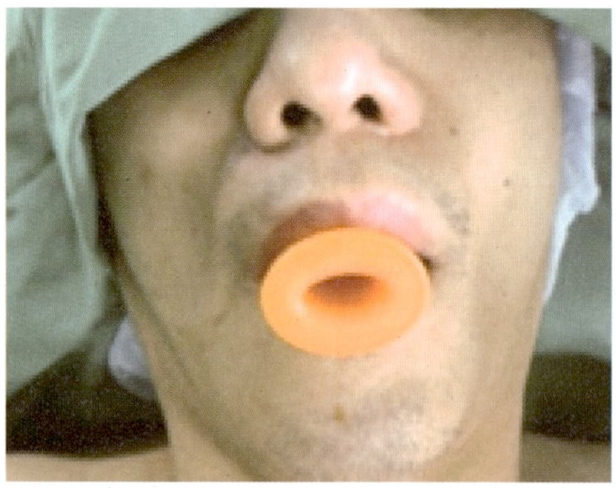

❺ 기도유지기를 삽입한다(두 가지 방법가능).

1) 기도유지기의 끝이 입천장을 향하도록 하여 삽입한 후 입안에서 180° 회전하여 혀의 곡선과 인두를 따라 기도유지기가 삽입되도록 넣는다(기도유지기를 잡지 않은 다른 손을 이용하여 입을 벌려주는 것도 좋은 방법이다).
2) Tongue blade를 입안으로 깊게 넣어 목뒤로 처져 있는 혀가 당겨질 수 있도록 tongue blade를 앞으로 당겨주면서 기도유지기를 커브를 따라 삽입한다.

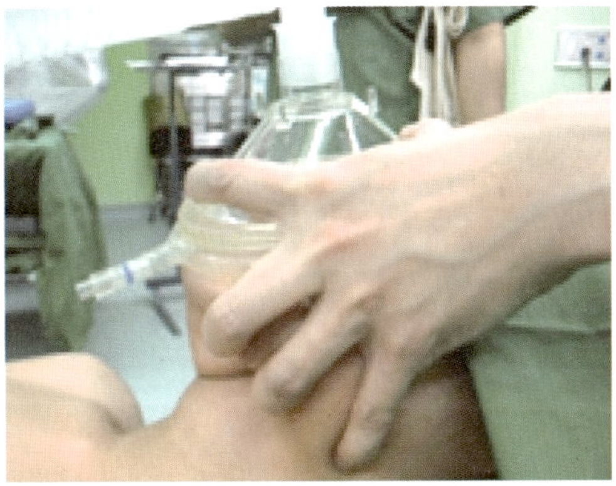

❻ 마스크로 환기를 실시한다.

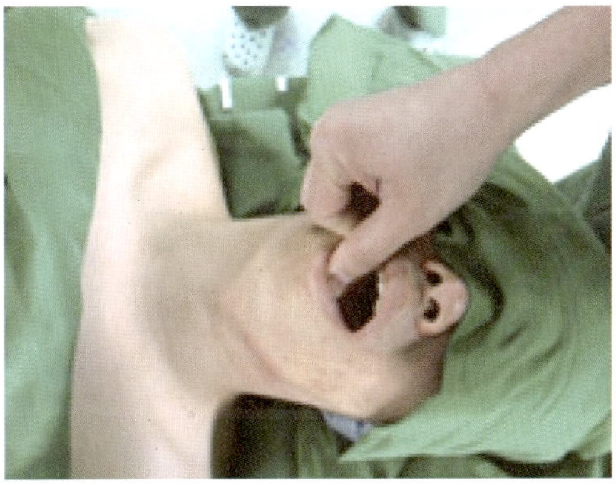

❼ 기도유지기를 제거하고 환자의 목을 뒤로 젖힌 상태에서 오른손 엄지와 검지를 이용하여 환자의 입을 벌려준다.

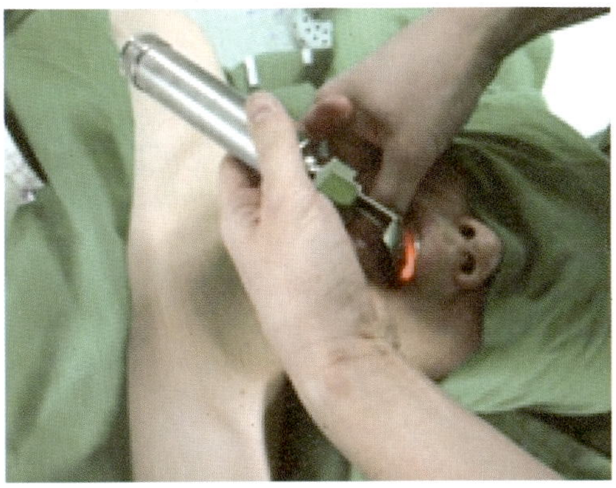

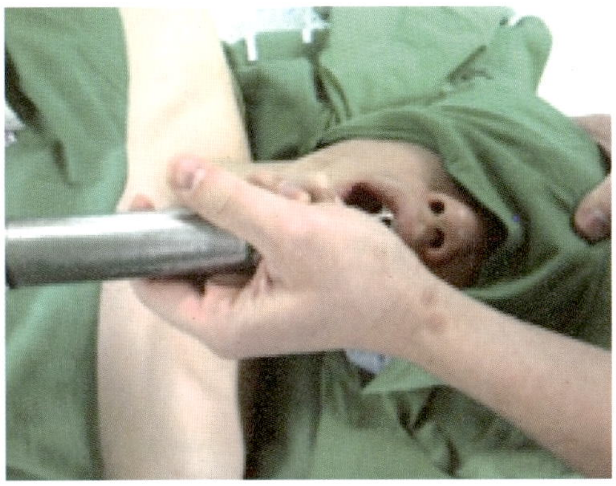

❽ 왼손으로 후두경을 잡고 환자의 치아가 손상되지 않도록 후두경 날을 환자의 혀의 오른쪽 면으로 넣어 전진시키면서 후두경날을 왼쪽으로 밀어 혀가 왼쪽으로 밀리도록 한다.

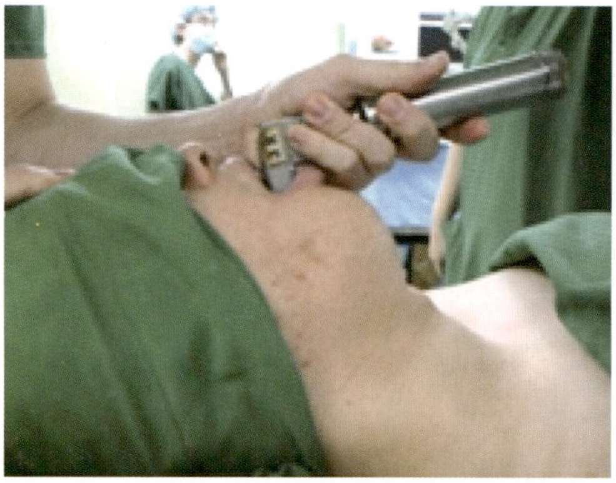
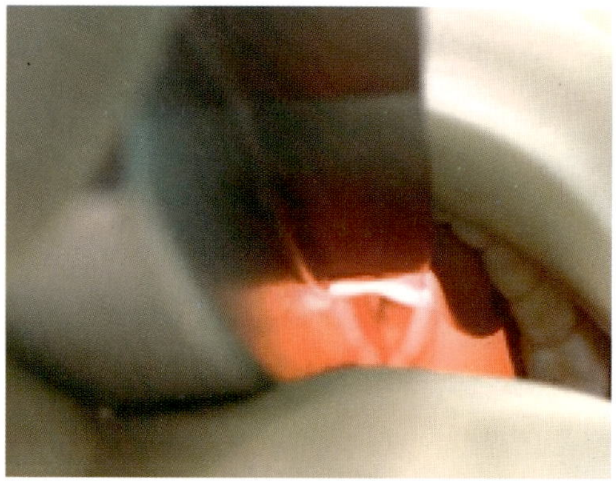

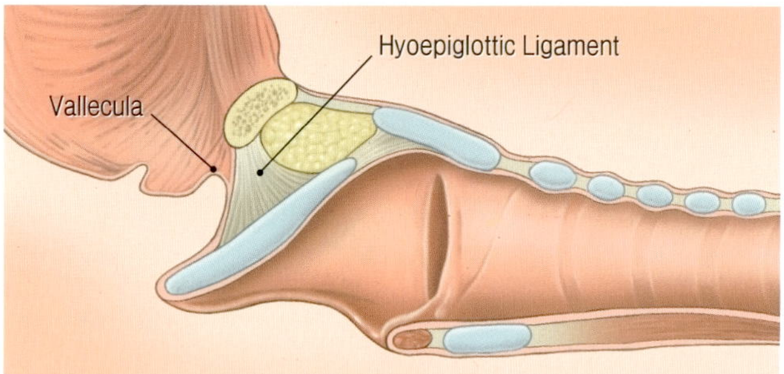

❾ 후두경을 전진시키면서 후두개가 보이면 더 전진하여 계곡(valecular)에 후두경 날을 위치시킨 후 후두경을 전상방으로 들어올려 성대를 노출시킨다. 이때 손목을 꺾거나 tilting 하게 되면 치아의 손상을 유발하므로 주의하여야 한다.

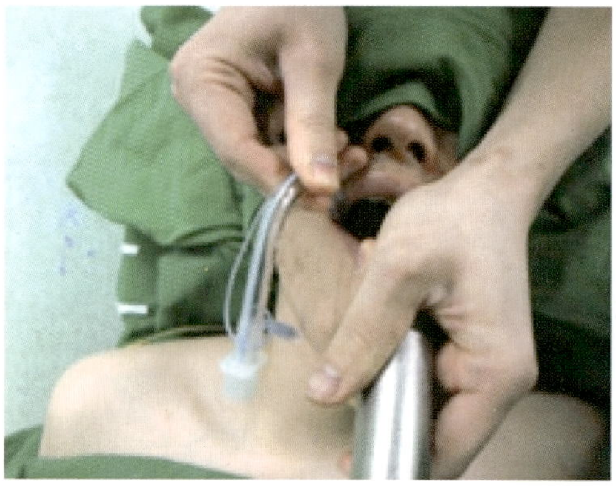
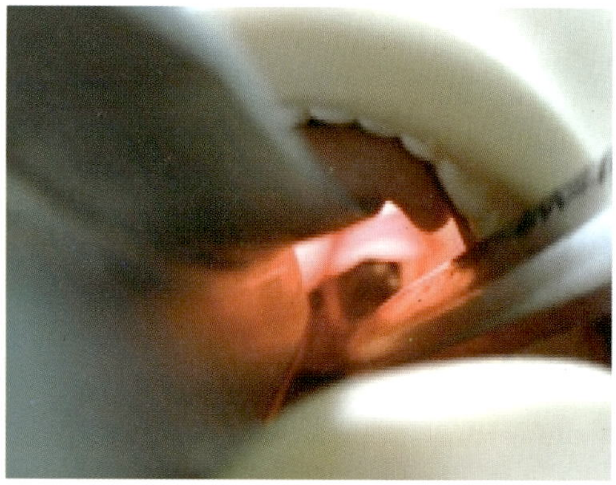

❿ 시선을 성대에 고정시킨 채 보조자로부터 튜브를 오른손으로 건네 받아 기관삽관을 한다.

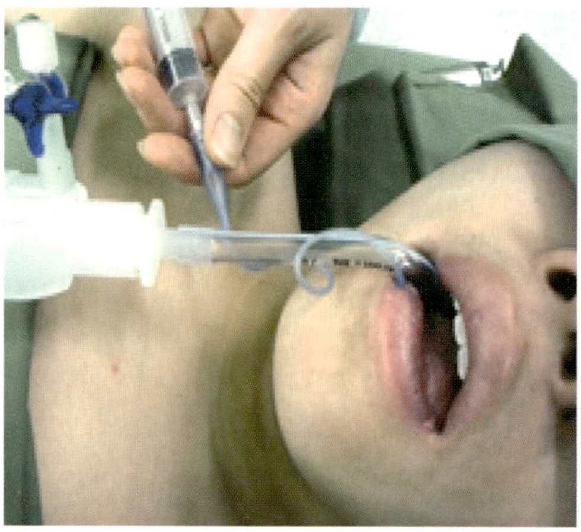

⓫ 기낭이 성대를 지나가면 2~3cm 더 전진 후 후두경을 제거하고 기낭에 공기를 넣는다. 보통 성인에서 튜브의 깊이가 아래 앞니 위치에서 여자는 21cm, 남자는 23 cm 정도가 적당하다. 때로 성문의 노출이 어려울 수 있으므로 굴곡성 후두경을 사용할 때는 미리 속심(stylet)을 끼워 놓아도 된다. 이때 속심은 반드시 튜브의 밖으로 삐져나와서는 안 된다.

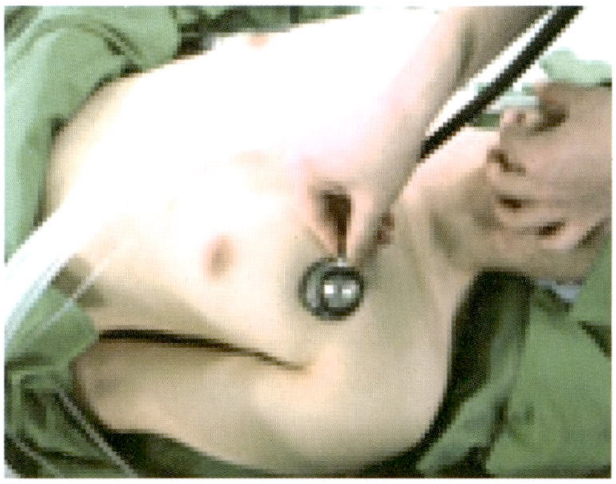
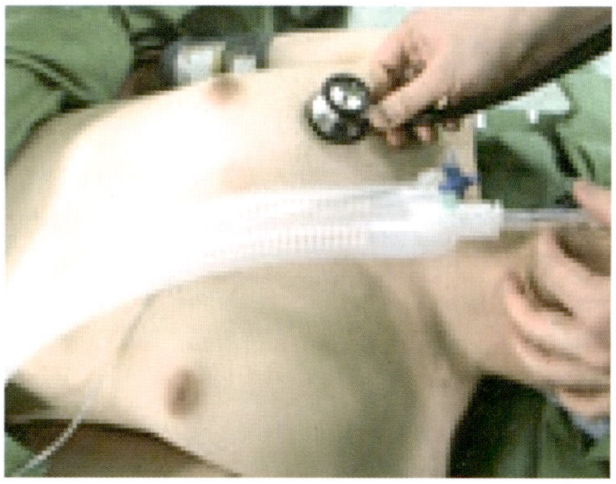
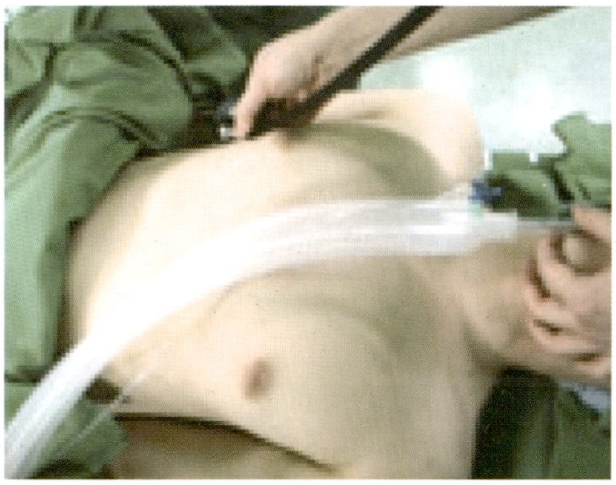
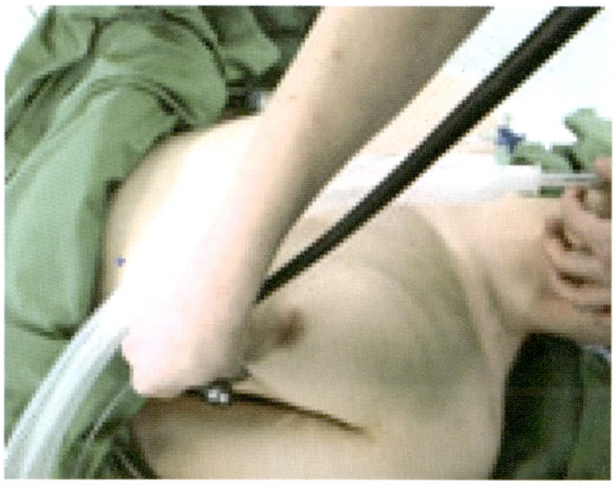
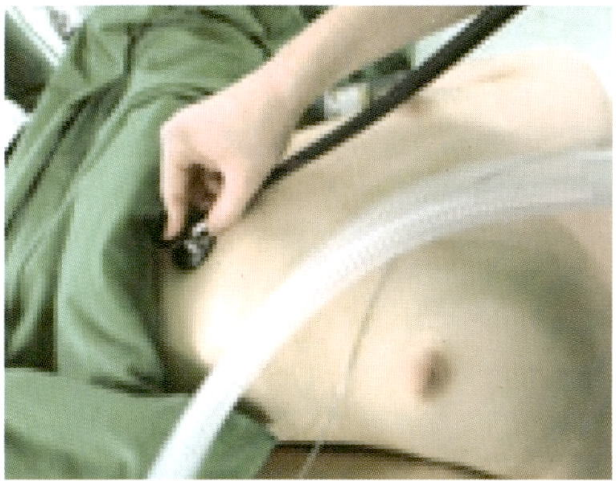

⓬ Ambu bag을 튜브에 연결한 후 한 손으로 튜브를 잡은 채 보조자에게 ambu bag으로 양압호흡을 하도록 하면서 청진을 한다. 청진은 양쪽 폐의 첨부와 바깥쪽, 명치부위를 청진하여 기관지 삽관, 식도 삽관이 되지 않았는지 확인하도록 한다.

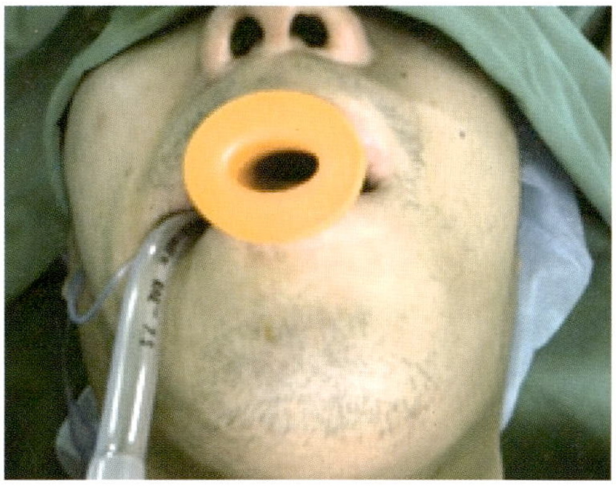
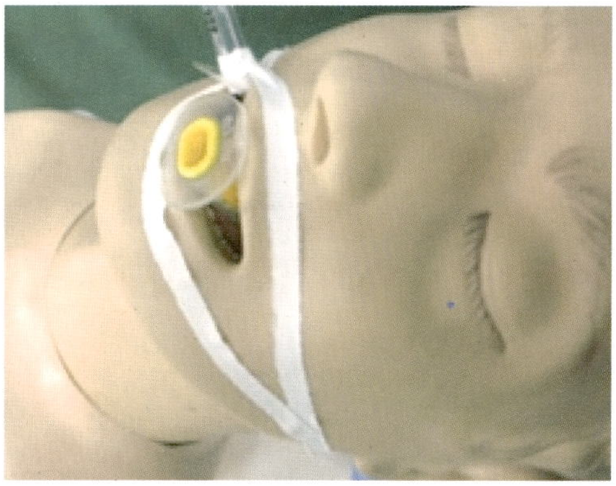

⓭ 기도유지기를 삽입하고 반창고로 고정한다.

6. 제세동기 사용법

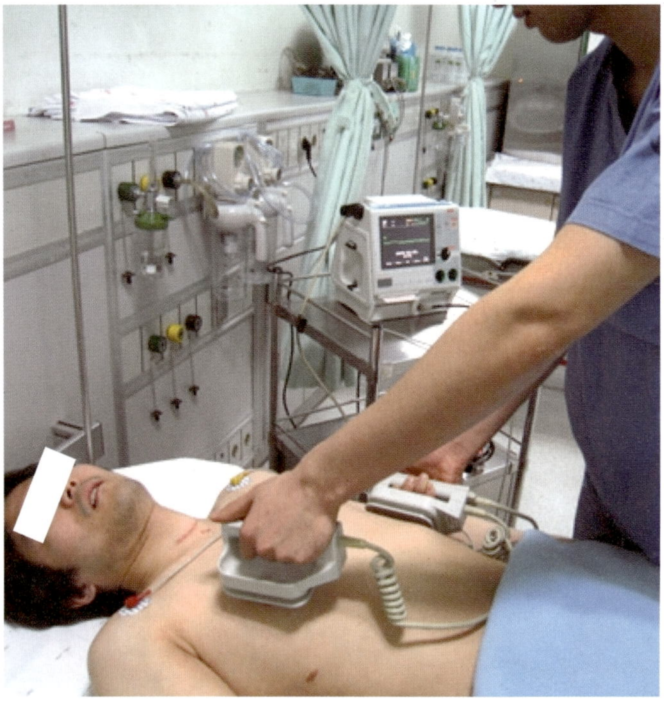

7. CPR 시 간호사의 역할 분담 및 간호기록법 사례

1) CPR 시 간호사의 역할 분담

Dr. 도착 전

① Mental, carotid artery 확인(10초 이내)

② RN. A와 B는 30:2로 CPR 시행한다(100회/분).

Dr. 도착하면

1. Intubation 하기 전

- RN. A: Chating
- RN. B: Bagging 도와줌(Dr. 1명일때)
- RN. C: IV Line 확보
- RN. D: 심실세동기 연결 후 Lead 확인, DC를 준비한다(150~200J+1회).

2. Intubation 시작하면

- Incharge nurse가 asign을 준다(A, B, C, D).
- RN. A: Chating & 기관 삽관 도와준다.
- RN. B: Intubation 준비

  Emergency kit 가져온다.

  O_2 연결한다.

  ① Endotracheal tube에 stylet 넣어서 saline에 적셔준다.

  ② Air way와 10cc syringe 준비

  ③ Tube가 들어가면 즉시 stylet을 제거하고 mouth piece를 삽입 후 laryngoscope을 제거 후 공기를 주입한다.

  ④ 반창고로 고정한다(몇 cm 고정인지를 확인).

  ※ 이때 CPR은 계속하도록 한다.
- RN. C: IV Line 확보

  ① 의사 오더에 의해 약물 주입한다.

  ② 약물 주입 후 메인 용액을 full로 틀어 약물이 빨리 심장에 도착되도록 한다.

  ③ 아트로핀은 총 3mg(6A)까지 사용할 수 있다

  ④ VF일 때 D/C shock 1회 – epi – DC 교대로 하면서 lido줄 수 있다.

  ※ IV line이 확보되지 않으면 endotracheal 로 아트로핀 4a+epi 2a+saline을 mix하여 총 10cc를 만들어 gavaget ube를 통해서 주입할 수 있다.
- RN. D: 심실 세동기 연결 후 lead 확인, 바뀔 때마다 읽어준다.

  Asystole인 경우 계속 cardiac compression 시키도록 한다.

2) 간호기록법(EMR)

일 시	내 용	간호사
09-01 09:30	갑자기 dyspnea & mental drowsy해져 코드 블루 call함 Air way & neck extension시킨 후 O_2 (　　　)L/min ambu bagging 시작함 Carotid pulse(−) Mental: semicoma CPR 시작함 Pupil reflex Rt, Lt	이○희
09-01 09:32	EKG(M) applied(asystole 상태임) CPR 중임	이○희
09-01 09:33	INSLP 1 IV started(medicut 18G, Rt arm) 코드블루팀 도착함 응급 Lab (　　　) Checked IEpi 1 IAT 1 IV injected	이○희
09-01 09:35	EKG상 VF 보임 DC Shock 200J × 1 done HR 140/min 돌아옴	이○희
09-01 09:38	Intubation done, by Dr. ○○○ (#7.5, 23cm 고정) Air way keep	이○희
09-01 09:40	Suction done 계속 ambu bagging 중임 O_2 15 → 10L로 감량함 HR 110/min Checked CPR Stop함	이○희
09-01 09:45	Dr. ○○○ 보호자에게 (　　　) 상태 설명함 ICU 내리자고 함	이○희
09-01 09:50	BP 80/60mmHg, P 110/min Checked SpO_2 90% Dr. ○○○ keep 상태로 ambu bagging(CO_2)하면서 bed채로 이실감	이○희

3) OPD, 검사실 심폐소생술 기록지 예

등록번호:
성 명: 성 별:
생년월일:
진 료 과: 병 동:

심폐소생술 기록지

Diagnosis:
내원일시:
Wt: kg(requrired for pediatrics)

발견 시 상태: ______________________________
____
Blue code호출시간: ______________________
Blue code팀 도착시간: __________ Time: __________

Type of Arrest: ☐ Cardiac ☐ Respiratory CPR Place: __________

CPR Start Time: __________ Endotracheal Tube ☐ inserted by: __________ Size: __________ Time: __________

Time (min)					
O_2					
Ambu bagging					
EKG Monitor					
Rhythm					
D/C Shock(J)					
Procedure 1					
Procedure 2					
Vital Signs					
투 약					
IAT(0.5mg/A)					
IEPI(1mg/A)					
IAMIOD(150mg/A)					
INB(20mEq/A)					
ICAG(2g/A)					
$IMGSO_2$(2g/A)					
IADH(20U/A)					
Fluid					

Time	발견 시	ROSC(Restoration of Spontaneous Circulation: 자발호흡)
Mental status	CS: A B C D E	CS: A B C D E
Pupil reflex	Rt: Lt:	Rt: Lt:
Vital signs	BP: PR: RR: BT:	BP: PR: RR: BT:

1) Rhythm: Asystole(A), Bradyarrythmia(B), PEA(P), Ventricular Fibrillation(VF), Ventricular Tachycardia(VT), Sinus Tachycardia(ST)
2) Procedure 1: Closed-Cardiac Massage(CM), Ventilator(V), X-CPR(X), Nasotracheal(NT), Orotracheal(OT)(ID: mm)
3) Procedure 2: A-Line(AL), Peripheral line(PL), Central line(CL), Foley(F), L-tube(LT), Chest tube(CT)

☐ Not Resuscitated Time: (이유: ROSC, Death, Futile, DNR)
Pronounced by: __________ ☐ 서 명: __________
☐ Team Leader: __________ ☐ 기록자: __________ Date: __________

기록: 1) 발견 시 상태 ~ CPR team member 및 표에 따라 진행사항을 기록하며
2) Time(min) 옆의 5, 10, 15 …는 CPR 시작으로부터의 진행 시간임
3) Chest compression, EKG Monitoring, O_2 inhalation, Defibrillation(은 해당 시간에 V),
4) Rhythm, Procedure은 아래 보기의 약어 기록
5) 투약, 기타 필요시 개수로 기록
6) 2쪽은 1쪽 외의 추가로 필요한 진행사항을 기록

VI. 디브리핑

1. 대상자는 어떤 상황이었는가?

2. 가장 잘한 점은 무엇이었나?

3. 가장 어려웠던 점은 무엇이었나?

4. 전체적으로 환자간호를 어떻게 수행했다고 평가하는지?

5. 이 환자의 우선적인 문제가 무엇이라고 판단했는가?

6. 문제를 해결하기 위해 우선적으로 수행할 간호활동은 무엇이라고 판단했는가?

7. 오늘 배운 것을 기반으로 실제 상황에 어떻게 적용할 수 있겠는가?

8. 오늘 배운 것 중에서 가장 중요한 것 한 가지를 꼽으라면 무엇인가?

9. 오늘 배운 것 중에서 기억에 남는 것은 무엇인가?

10. 실제로 이 간호활동을 수행했는가?

11. 수행했다면 그 결과를 확인하였는가? 확인의 근거는 무엇이었는가?

12. 실제로 간호활동을 수행하지 못했다면 그 이유는 무엇인가?

13. 우선적인 간호문제 이외에 다른 간호문제는 없었는가?

VII. 성찰일지

시뮬레이션 시작 전과 후의 흐름에 따라 자신을 성찰하고 필수작성 요소와 육하원칙에 맞추어 작성하시오.

Reflective Paper 필수작성 요소

- 정서(Affective): 시뮬레이션 실습의 목적을 달성하기 위한 과정에서 얻었던 감정, 느낌 등
- 행위(Behavioral): 시뮬레이션 실습 환경에 대한 반응으로 취한 실제행동이나 취하지 못한 행동 등
- 인지(Cognitive): 논리적 사고와 추론

VIII. 평가도구

1. 태도 평가지

- 성별: 남 ( ) 여 ( )
- 이름:
- 학번:
- 학년: 학년 반

* 다음의 질문들을 읽고 귀하의 생각과 일치하는 해당란에 V표 하시기 바랍니다.

내 용	매우 그렇다	그렇다	보통 이다	아니다	전혀 아니다
수업에 대한 흥미가 유발되고 학습의욕도 증진되었다.					
Debriefing을 통하여 활발한 토론과 의견의 공유가 이루어졌다.					
이 학습방법을 통해 간호문제에 체계적으로 접근할 수 있게 되었다.					
이 학습방법을 통해 전공 분야에 대한 관심이 많아졌다.					
이 학습방법을 통해 나 자신의 강점과 약점을 인식하게 되었다.					
임상 실습에 대한 불안이 감소되었다.					
지금까지 학습한 지식을 가지고 대상자의 상황을 파악할 수 있었다.					
간호문제를 정확히 규명하고 우선순위를 설정할 수 있었다.					
설정된 문제의 우선순위에 대한 합리적인 근거를 찾을 수 있었다.					
문제를 해결할 수 있는 적절한 중재방법을 찾을 수 있었다.					
중재내용에 대한 합리적인 근거를 찾을 수 있었다.					
간호중재 목표를 달성했는지에 대한 성과확인 기준을 제시할 수 있었다.					

2. 학습에 대한 자신감 평가지

* 시뮬레이션 학습방법을 통해 환자 간호에 대하여 스스로 느끼는 자신감을 아래 0~10 중에서 골라 V 표시하시기 바랍니다.

(0=매우 자신 없음, 10=매우 자신 있음)

0	1	2	3	4	5	6	7	8	9	10

2

CHAPTER

아동건강 간호를 위한 시뮬레이션

시뮬레이션 1

발열 환아 간호

시뮬레이션 실습실 유의사항

일반적인 주의사항

- 음식물 반입 및 섭취 절대 금지
- 교육 전·후에는 반드시 손 씻기
- 글러브 착용(필요시)
- 볼펜, 잉크펜, 인쇄물(예: 신문 등)이 마네킹에 닿지 않도록 주의
- 실제 환자처럼 대하기

시뮬레이터 사용법 숙지

다음 항목들을 직접 해보고 방법을 완전히 숙지한 후 체크 표시하세요.

만약 방법을 모를 경우에는 조교 선생님 또는 담당 교수님께 문의하세요.

☐ Check for Pulse

☐ Check for Breathing (Chest rise)

☐ Heart & Lung Sounds & Seizure

☐ Blood Pressure (Manual)

☐ Monitoring – ECG, SpO_2

☐ Emergency Cart – drug, nasal prong

☐ IV Setting

☐ History Taking & Nursing Record

☐ 의무기록지

위의 '일반적인 주의사항' 및 '시뮬레이터 사용법'을 모두 숙지하였습니다.

소속: 간호학과 학번: 이름(서명):

시뮬레이션 교육 중 동영상 촬영에 동의하겠습니다.

소속: 간호학과 학번: 이름(서명):

I. 시나리오 개요

<table>
<tr><td>1. 제목</td><td colspan="7">Nursing care for child with fever</td></tr>
<tr><td rowspan="13">2. 시나리오 운영</td><td colspan="7">Instructor: 교수</td></tr>
<tr><td colspan="7">표준환자: 아기 어머니</td></tr>
<tr><td colspan="7">교육대상: 간호학과 학생(아동간호학 이론 및 실습 유경험자)</td></tr>
<tr><td colspan="7">교육명: 발열 환아 간호</td></tr>
<tr><td colspan="7">시나리오 수준(단순, 복합): 복합</td></tr>
<tr><td colspan="7">사전 브리핑 시간: 30분~1시간</td></tr>
<tr><td colspan="7">시뮬레이션 운영 시간: 1조당 20분</td></tr>
<tr><td colspan="7">디브리핑 시간: 1시간</td></tr>
<tr><td colspan="7">실습장소: 시뮬레이션 룸</td></tr>
<tr><td colspan="7">디브리핑 장소: 디브리핑 룸</td></tr>
<tr><td colspan="7">비디오 녹화 여부: 녹화</td></tr>
<tr><td rowspan="2">평가기준</td><td>□
출석</td><td>□
사전학습</td><td>□
교수평가</td><td>□
과제(보고서)</td><td>□
표준
환자평가</td><td>□
핵심기본
간호술</td></tr>
<tr><td>%</td><td>%</td><td>%</td><td>%</td><td>%</td><td>%</td></tr>
<tr><td>3. 사례개요</td><td colspan="7">환아: 안○○(M/16mons)
상황: 당신은 응급실 신입 간호사로 Day 근무를 하는 중임
보호자가 아기를 안고 들어오며 소리친다.
주증상(보호자-엄마진술): “아기가 집에서 경기를 했어요.”, “몸이 뜨거워요.”</td></tr>
<tr><td rowspan="2">4. 사전학습</td><td colspan="7">사전 간호지식: 고체온 관리, 열성 경련, 채혈용기 및 채혈방법, 약물계산법</td></tr>
<tr><td colspan="7">사전 간호술기: 심전도 모니터 적용법, 산소요법, 경구투약, 정맥수액 주입</td></tr>
<tr><td>5. 학습목표</td><td colspan="7">• 열성 경련 환아의 주관적 객관적인 자료(초기 사정)를 수집할 수 있다.
• 고체온 환아를 사정하고 관리할 수 있다.
• 환아의 상태를 주치의에게 보고할 수 있다.
• 고체온 환아를 위한 치료적 간호중재를 수행할 수 있다.
• 수행한 간호내용을 기록할 수 있다.
• 보호자와 효율적 의사소통을 할 수 있다.</td></tr>
<tr><td>6. 학습성과의 연관성</td><td colspan="7">PO
PO
PO
PO</td></tr>
<tr><td>7. 핵심기본간호술과의 연계성</td><td colspan="7">경구투약, 산소포화도 측정과 심전도 모니터 적용</td></tr>
<tr><td>8. 연계된 임상실습교과목</td><td colspan="7">기본간호학 실습, 아동간호학 실습</td></tr>
</table>

9. 환경준비

시뮬레이션 환경(Simulated setting)

☑ Emergency room

☐ Pediatrics ward

시뮬레이터(Simulator needed)

☑ Human patient simulator(Simbaby)

☐ Other

작동모드(Simulation mode)

☑ Manual

☐ Programmed

약물/수액(Medications/Fluids)

☑ Medication: acetaminophen syr.

☑ 1:4 solution 500mL

소도구(Props)

☑ Clothing

☐ Wounds/dressings

마네킹에 부착할 기구/장비(Equipment attached to manikin)

☑ ID band/Allergy band

☑ IV site

  ☐ Peripheral

☑ Oxygen equipment: set to

☑ SpO_2/Pulse oximeter

모니터(Monitor)

☑ Patient monitor

☐ SpO_2 monitor

실습 시 필요한 장비(Equipment available in room)

☐ IV treatment cart

☑ IV 모형

☑ Vital sign equipment

☑ BMV

☑ Other: 전화기/팬라이트, 압설자, 청진기

실습 시 필요한 소모품(Supplies available in room)

☑ 약 스푼/계량컵

☑ Nasal cannula

☑ O_2 mask

☑ Airway devices

☑ 검체용기(CBC/BC/PT/Blood culture bottle, urine collector)

☐ Orolaryngeal tube

☑ Other:

의무기록(Documentation forms)

☑ V/S record

☑ Physician orders

☑ History & physical

☑ Nursing admission

☑ Medication administration record

☑ Standing(Protocol) orders
☐ Lab report

10. 역할배정

- 그룹별 학생 수(recommended student group size): 3~4명
- 역할 배정(assignment of roles): S=student, F=faculty
  S1 Primary nurse: 환아 활력징후 측정
  S2 Primary nurse: 환아 정보수집 및 사정
  S3 Primary nurse: 의사 처방에 따른 간호제공
  S4 Caregiver(mother): 표준환자(아기 어머니)
- 교수역할 규명(identify faculty roles needed)
  1. 시뮬레이터와 환경설정 및 평가
  2. 의사 역할
     "아이가 경기를 어떻게 했나요?" "해열제는 언제 먹었나요?"
  3. 간호사로부터 환자상태에 대한 전화보고를 받고 전화처방을 내는 의사역할 수행
     "Tylenol 4cc 주시구요. 검사진행해 주세요."
  4. 역할과 관련된 주요 정보(important information related to roles)
     S1: 대상자 사정, 의사보고, 투약간호, 산소요법, 환자안전 확보

11. 환자정보

Patient Name	안○○		
Patient Age	16mon.		
Height	70cm	Weight	11kg
Religion			
Occupation			
Primary Caregiver	엄마		
Allergies	없음		
Family History	없음		
Social History	없음		
Past Medical History	없음		
Immunization	기본 예방접종 완료된 상태임		
Medication	감기약 복용		
Present Illness	두통, 손과 다리 부종		
Primary Medical Diagnosis	Pre-eclampsia(Mother)		

II. 상황소개 및 지침

상황 요약	3일 전부터 감기 기운(콧물)이 있어서 동네 소아과에서 약을 먹은 16개월 된 남아가 20분 전에 낮잠을 자고 일어나서 칭얼거려서 엄마가 안아보니 몸이 뜨거웠고 체온을 재보려고 준비를 하는 사이에 아기가 경기를 하고 있었다고 한다. 약 1분간 팔다리를 떠는 증상과 함께 입술은 파래지고 얼굴은 창백해져서 119에 신고하여 보호자가 환아를 안고 응급실로 내원했다.
현병력	〈Focused history: SAMPLE〉 • Signs and symptoms: seizure like motion 약 1분, fever(38.4℃) • Allergies: 없음 • Medications: 동네 소아과에서 처방받은 감기약(콧물약) • Past medical history: 없음. 건강했고, 예방접종 모두 맞음 • Last meal: 1시간 30분 전 • Events – 3일 전부터 감기기운(콧물)이 있어서 동네 소아과에서 약을 먹었음 – 20분 전에 낮잠을 자고 일어나서 칭얼거려서 안아보니 몸이 뜨거웠음 – 체온을 재보려고 체온계를 가져와 보니, 아기가 경기를 하고 있었음 – 1분 정도, 팔다리를 떠는 증상이 있었고, 입술이 파랗고, 얼굴이 창백함 – 119에 신고하고, 응급실로 내원함(119가 잰 체온: 38.5℃) – 급하게 오느라 해열제를 먹이지 못하였음
환아	• 응급실 내원 전 체온: 119 구급대 38.5℃ • Initial V/S: 90/50–1120–crying–38.4℃–96% 아기 얼굴은 빨갛고, 온몸은 뜨거운 상태임(학생이 아기 몸을 만지면 엄마가 진술해 줌). 아기는 계속 울고 있고, 엄마가 달래면 잠깐 울음을 멈춤.
보호자 (엄마)	• 아기는 첫째 아기이고, 특별히 아픈 적이 없었음 • 낮잠을 자고 일어난 아기가 갑자기 경기를 해서 몹시 놀라고 걱정스러움 • 아기가 한 번도 열이 난적이 없었기 때문에, 집에 해열제가 있지만 얼마를 먹여야 할지 당황스러워서 해열제를 먹이지 못하고, 119 타고 응급실로 옴. 아기가 계속 울고 있기 때문에 아기를 안아서 달래주려고 함. – 응급실 내원 시: "아기가 집에서 경기를 했어요.", "몸이 너무 뜨거워요." – 시작 1분 후: (체온을 안 쟀을 경우) "아기 체온 좀 다시 재주세요." "집에서 경기할 때 입술이 파랬었는데.. 괜찮은 건가요?" (해열제를 아직 안 줬을 경우) "해열제 먼저 먹여야 하는 거 아니예요?" – 시작 5분 후: "우리 아기가 왜 경기한 거예요?" "소아과 선생님은 언제 오세요? 말씀은 드렸나요?" "또 경기할까봐 너무 걱정되요." – 수액, 피검사 시: "꼭 수액을 달아야 하나요? 아기가 우는데 꼭 해야 해요?" "피검사와 소변검사는 왜 하는 거예요?" – "아기가 또 경기를 하면 그땐 어떻게 해야 하나요?"(꼭 질문하기!)
소아과 주치의	• 환자 내원 보고 시 "지금 소아과 병동에 안 좋은 환자가 있어서, 제가 바로 응급실에 가기가 힘들어요. 30분 정도 걸릴 것 같아요. 먼저 환자 history 좀 자세하게 해서 다시 보고해 주시겠어요?" • 환자 history 보고 시 "Vital sign은 어때요?" (혈압, 맥박, 호흡, 체온, 산호포화도 중 빠진 것이 있으면 다시 물어본다.) "해열제는 언제 먹었나요?" (응급실에서 바로 먹였다고 하면 잘했다고 칭찬하기) (아직 안 먹었다고 하면) "몸무게 몇 kg이에요? 타이레놀 시럽 3cc 먹여주세요. 제가 바로 처방 낼께요." "경기를 몇 분간 했다고 하나요?" (history 부족한 부분을 질문한다.) (history를 자세히 얘기해주면) "곧 아기 보러 응급실 내려가겠습니다. 일단 fluid 달고, CBC, electrolyte, blood culture, UA, urine culture 검사 해주세요." (어떤 수액인지 다시 질문하면) "1:4 solution 500mL를 40cc/hr로 달아주세요." • 환자 보고가 늦어지면, 먼저 전화해서 물어보고, 수액 및 검사처방을 한다.

III. 수업운영

<table>
<tr><td>주제</td><td colspan="3">발열 환아</td><td colspan="4">예정시간: 시뮬레이션 15분/팀</td></tr>
<tr><td>교육 목표</td><td colspan="7">발열 환아에게 비판적 사고에 근거한 간호과정 적용하고 임상적 추론을 하여 간호중재를 수행한다.</td></tr>
<tr><td>참가 학생수</td><td colspan="6">평가기준</td><td></td></tr>
<tr><td rowspan="2">명</td><td>□ 출석</td><td>□ 사전학습</td><td>□ 교수평가</td><td>□ 과제(보고서)</td><td>□ 표준환자평가</td><td>□ 핵심기본간호술</td><td>□ 태도</td></tr>
<tr><td>%</td><td>%</td><td>%</td><td>%</td><td>%</td><td>%</td><td>%</td></tr>
<tr><td>소요시간</td><td colspan="3">수업운영 계획</td><td colspan="4">비고</td></tr>
<tr><td>20분</td><td colspan="3">• 출석 확인
• 조 편성 및 평가기준 확인
• 환자 소개, 발열 환아 간호에 대하여 학습 점검
• 시뮬레이션 실습실 라운딩</td><td colspan="4">• 1조당 3~4명
• 선행학습 확인(시험)
• 시나리오 제시하고 학습목표 토의
• 동영상
• 조별 평가 순서 제비뽑기(이하 평가 순서별로 1~5조로 명명함)</td></tr>
<tr><td colspan="8">조별 Sim-room 이동</td></tr>
<tr><td>15분</td><td colspan="3">1조 scenario 구현</td><td colspan="4">• 다른 조는 핵심기본간호술 및 사전학습 재점검</td></tr>
<tr><td>5분</td><td colspan="3">2조 Sim-room 이동</td><td colspan="4">• 스위치 및 다음 조 시뮬레이션실 재OT
• 1조는 Operating room에서 2조 시뮬레이션 모니터링 준비</td></tr>
<tr><td>15분</td><td colspan="3">2조 scenario 구현</td><td colspan="4">• 1조는 2조 모니터링
• 다른 조는 핵심기본간호술 및 사전학습 재점검</td></tr>
<tr><td>5분</td><td colspan="3">3조 Sim-room 이동</td><td colspan="4">• 스위치 및 다음 조 시뮬레이션실 재OT
• 1조는 디브리핑 룸으로 이동하여 (1조 동영상 시청 후) mapping 및 간호과정, 간호기록 작성
• 2조는 Operating room에서 3조 시뮬레이션 모니터링 준비</td></tr>
<tr><td>10분</td><td colspan="7">휴식</td></tr>
<tr><td>15분</td><td colspan="3">3조 scenario 구현</td><td colspan="4">• 2조는 3조 모니터링
• 다른 조는 핵심기본간호술 및 사전학습 재점검</td></tr>
<tr><td>5분</td><td colspan="3">4조 Sim-room 이동</td><td colspan="4">• 스위치 및 다음 조 시뮬레이션실 재OT
• 2조는 디브리핑 룸으로 이동하여 (2조 동영상 시청 후) mapping 및 간호과정, 간호기록 작성
• 3조는 operating room에서 4조 시뮬레이션 모니터링 준비</td></tr>
<tr><td>15분</td><td colspan="3">4조 scenario 구현</td><td colspan="4">• 3조는 4조 모니터링
• 다른 조는 핵심기본간호술 및 사전학습 재점검</td></tr>
<tr><td>5분</td><td colspan="3">5조 Sim-room 이동</td><td colspan="4">• 스위치 및 다음 조 시뮬레이션실 재OT
• 3조는 디브리핑 룸으로 이동하여 (3조 동영상 시청 후) mapping 및 간호과정, 간호기록 작성
• 4조는 Operating room에서 5조 시뮬레이션 모니터링 준비</td></tr>
<tr><td>15분</td><td colspan="3">5조 scenario 구현</td><td colspan="4">• 4조는 5조 모니터링
• 다른 조는 핵심기본간호술 및 사전학습 재점검</td></tr>
<tr><td>10분</td><td colspan="3">• 1~3조는 시뮬레이션실 정리정돈
• 5조는 디브리핑 룸으로 이동하여 mapping 및 간호과정, 간호기록 작성</td><td colspan="4">• 4조와 5조는 디브리핑 룸으로 이동하여 (각각 본인 조의 동영상 시청 후) mapping 및 간호과정, 간호기록 작성</td></tr>
</table>

10분	휴식	
1~2시간	Debriefing 1. 현실로 되돌아와서 서로의 경험과 느낌에 대한 팀별 공유 내용을 발표 2. 체계적인 검토를 통해 제대로 진행되었는지 분석하고 실제 상황과 대조하여 인지하고 판단 3. Mapping 한 내용을 바탕으로 간호과정에 대한 조별 발표 4. Q & A 및 feedback 제공 5. 시뮬레이션을 통해 새롭게 이해하게 된 것 중 실제로 학생들에게 의미 있고 중요한 것들을 정리 및 반영 6. 보고서 정리 및 성찰일지·자가평가표 작성	

IV. 선행학습

1. 고열 환아 간호를 서술하시오.

2. 열성경련의 원인을 서술하시오.

3. 열성경련의 증상을 서술하시오.

4. 열성경련 환아 간호를 서술하시오.

5. 열성경련 환아에게 적용될 수 있는 간호진단을 서술하시오.

V. 간호진단 도출 평가

사례에서 도출된 간호진단과 간호진단을 내린 주관적, 객관적 자료를 기술하고 각 간호진단의 간호중재에 대하여 기술하시오.

주관적 자료	
객관적 자료	
간호진단	
간호계획 및 수행	
간호평가	

주관적 자료	
객관적 자료	
간호진단	
간호계획 및 수행	
간호평가	

주관적 자료	
객관적 자료	
간호진단	
간호계획 및 수행	
간호평가	

VI. 조별 디브리핑

1. 구현한 동영상을 보고 성찰한 내용을 서술하시오.

• 어떤 상황이었는가?

• 잘한 점

• 미흡한 점

2. 다른 조의 동영상을 보고 성찰한 내용을 서술하시오.

[______ 조]

• 어떤 상황이었는가?

• 잘한 점

• 미흡한 점

[______ 조]

• 어떤 상황이었는가?

• 잘한 점

• 미흡한 점

[______ 조]

• 어떤 상황이었는가?

• 잘한 점

• 미흡한 점

VII. 디브리핑

1. 대상자는 어떤 상황이었는가?

2. 가장 잘한 점은 무엇이었나?

3. 가장 어려웠던 점은 무엇이었나?

4. 전체적으로 환자간호를 어떻게 수행했다고 평가하는지?

5. 이 환자의 우선적인 문제가 무엇이라고 판단했는가?

6. 문제를 해결하기 위해 우선적으로 수행할 간호활동은 무엇이라고 판단했는가?

7. 오늘 배운 것을 기반으로 실제 상황에 어떻게 적용할 수 있겠는가?

8. 오늘 배운 것 중에서 가장 중요한 것 한 가지를 꼽으라면 무엇인가?

9. 오늘 배운 것 중에서 기억에 남는 것은 무엇인가?

10. 실제로 이 간호활동을 수행했는가?

11. 수행했다면 그 결과를 확인하였는가? 확인의 근거는 무엇이었는가?

12. 실제로 간호활동을 수행하지 못했다면 그 이유는 무엇인가?

13. 우선적인 간호문제 이외에 다른 간호문제는 없었는가?

VIII. 성찰일지

시뮬레이션 시작 전과 후의 흐름에 따라 자신을 성찰하고 필수작성 요소와 육하원칙에 맞추어 작성하시오.

Reflective Paper 필수작성 요소

- 정서(Affective): 시뮬레이션 실습의 목적을 달성하기 위한 과정에서 얻었던 감정, 느낌 등
- 행위(Behavioral): 시뮬레이션 실습 환경에 대한 반응으로 취한 실제행동이나 취하지 못한 행동 등
- 인지(Cognitive): 논리적 사고와 추론

IX. 평가도구

1. 교수용: 수행능력 평가

번호	상황	안함 0	부족 1	충분 2
1	손을 씻는다.			
2	자기소개를 한다.			
3	대상자를 확인한다(개방적 질문, 환자 팔찌를 채워준다).			
4	환아의 활력증후를 측정 및 객관적인 자료를 사정한다. * 의식정도, 혈압, 맥박, 호흡수, 체온, 산소포화도, 호흡양상 등			
5	환아의 상태 및 현병력을 사정한다(주관적인 정보를 수집). * 경련 시간, 양상, 과거력 등 질문			
6	의사에게 환자상태를 명확하게 보고한다. * 현병력, 과거력, V/S 등			
7	고열을 확인한 후, (의사에게 보고하고) 바로 해열제를 투약한다.			
8	산소포화도와 심전도 모니터를 올바르게 적용한다.			
9	경련 시 산소공급을 정확하게 적용한다.			
10	수액 주사, 혈액 검사, 소변 검사의 중요성과 이유를 보호자에게 설명한다. * 수액: 고열로 인한 탈수 예방, 경련 재발 시 주사로 확보 등 * 혈액 검사 및 소변 검사: 고열 원인 조사 및 환아 상태 파악 등			
11	보호자에게 환아 상태를 설명하고, 정서적인 지지를 제공한다.			
12	환자 상태를 지속적으로 평가하고, 보호자에게 경련 시 대처를 설명한다. * 산소포화도 모니터링, 침상 옆 O_2 기구, 설압자, airway 준비 등			
13	수행한 간호내용을 기록한다.			
14	주어진 시간 안에 문제를 확인하고 해결하였는가?			
15	체계적으로 능숙하게 수행하였는가?			
총점				

2. 태도 평가지

- 성별: 남 (　　) 여 (　　)
- 이름:
- 학번:
- 학년:　　　학년　　　반

* 다음의 질문들을 읽고 귀하의 생각과 일치하는 해당란에 V표 하시기 바랍니다.

내 용	매우 그렇다	그렇다	보통 이다	아니다	전혀 아니다
수업에 대한 흥미가 유발되고 학습의욕도 증진되었다.					
Debriefing을 통하여 활발한 토론과 의견의 공유가 이루어졌다.					
이 학습방법을 통해 간호문제에 체계적으로 접근할 수 있게 되었다.					
이 학습방법을 통해 전공 분야에 대한 관심이 많아졌다.					
이 학습방법을 통해 나 자신의 강점과 약점을 인식하게 되었다.					
임상 실습에 대한 불안이 감소되었다.					
지금까지 학습한 지식을 가지고 대상자의 상황을 파악할 수 있었다.					
간호문제를 정확히 규명하고 우선순위를 설정할 수 있었다.					
설정된 문제의 우선순위에 대한 합리적인 근거를 찾을 수 있었다.					
문제를 해결할 수 있는 적절한 중재방법을 찾을 수 있었다.					
중재내용에 대한 합리적인 근거를 찾을 수 있었다.					
간호중재 목표를 달성했는지에 대한 성과확인 기준을 제시할 수 있었다.					

3. 학생자가평가

- 성별: 남 ( ) 여 ( )
- 이름:
- 학번:
- 학년: 학년 반

* 다음의 질문들을 읽고 귀하의 생각과 일치하는 해당란에 V표 하시기 바랍니다.

내 용	매우 그렇다	그렇다	보통이다	아니다	전혀 아니다
1. 학생은 시뮬레이션 실습 전에 충분히 준비하였다.					
2. 시뮬레이션 실습이 실제상황과 같이 현장감 있고 상황에 몰입할 수 있었다.					
3. Open Lab 시간은 시뮬레이션 실습에 도움이 되었다.					
4. 시뮬레이션 실습은 동료들과 협력하여 일을 할 수 있는 좋은 기회였다.					
5. 시뮬레이션 실습을 지도하는 교수의 디브리핑(실습 후 토론)은 적절하였다.					
6. 시뮬레이션 실습을 하는 장소와 환경은 적절하였다.					
7. 시뮬레이션 실습에 필요한 시설은 잘 준비되었다.					
8. 열성 경련 환아의 주관적 객관적 자료(초기 사정)를 수집할 수 있다.					
9. 고체온 환아를 사정하고 관리할 수 있다.					
10. 환아의 상태를 주치의에게 보고할 수 있다.					
11. 고체온 환아를 위한 치료적 간호중재를 수행할 수 있다.					
12. 수행한 간호내용을 기록할 수 있다.					
13. 보호자와 효율적 의사소통을 할 수 있다.					
14. 경구투약을 올바르게 수행할 수 있다.					
15. 산소포화도와 심전도 모니터를 적용할 수 있다.					

4. 학습에 대한 자신감 평가지

* 시뮬레이션 학습방법을 통해 환자 간호에 대하여 스스로 느끼는 자신감을 아래 0~10 중에서 골라 V 표시하시기 바랍니다.

(0=매우 자신 없음, 10=매우 자신 있음)

0	1	2	3	4	5	6	7	8	9	10

시뮬레이션 2

호흡곤란 증후군 신생아 간호

시뮬레이션 실습실 유의사항

일반적인 주의사항

- 음식물 반입 및 섭취 절대 금지
- 교육 전·후에는 반드시 손씻기
- 글러브 착용(반드시)
- 볼펜, 잉크펜, 인쇄물(예, 신문 등)이 마네킹에 닿지 않도록 주의
- 실제 환자처럼 대하기
- 환자 정보 비밀 유지

시뮬레이터 사용법 숙지

다음 항목들을 직접 해보고 방법을 완전히 숙지한 후 체크 표시하세요.
만약 방법을 모를 경우에는 조교선생님 또는 담당 교수님께 문의하세요.

☐ Check for Pulse

☐ Check for Breathing (Chest rise)

☐ Heart & Lung Sounds

☐ Blood Pressure (Manual)

☐ Monitoring – ECG, SpO_2

☐ Emergency Cart – drug, nasal prong

☐ IV Setting

☐ Equipment – patient monitor, nebulizer, infusion pump

☐ History Taking & Record Charting

☐ 의무기록지

위의 '일반적인 주의사항' 및 '시뮬레이터 사용법'을 모두 숙지하였습니다.

소속: 간호학과　　　　　　학번:　　　　　　이름(서명):

시뮬레이션 교육 중 동영상 촬영에 동의하겠습니다.

소속: 간호학과　　　　　　학번:　　　　　　이름(서명):

I. 시나리오 개요

<table>
<tr><td>1. 제목</td><td colspan="7">Nursing care for neonate with Respiratory Distress Syndrome</td></tr>
<tr><td rowspan="13">2. 시나리오 운영</td><td colspan="7">Instructor: faculty</td></tr>
<tr><td colspan="7">Operator: Assistant</td></tr>
<tr><td colspan="7">교육대상: 간호학과 학생(아동간호학 이론 및 실습 유경험자)</td></tr>
<tr><td colspan="7">교육명: 호흡곤란증후군 신생아 간호</td></tr>
<tr><td colspan="7">시나리오 수준(단순, 복합): 복합</td></tr>
<tr><td colspan="7">사전 브리핑 시간: 30분~1시간</td></tr>
<tr><td colspan="7">시뮬레이션 운영 시간: 1조당 20분</td></tr>
<tr><td colspan="7">디브리핑 시간: 1시간</td></tr>
<tr><td colspan="7">실습장소: 시뮬레이션 룸</td></tr>
<tr><td colspan="7">디브리핑 장소: 디브리핑 룸</td></tr>
<tr><td colspan="7">비디오 녹화 여부: 녹화</td></tr>
<tr><td rowspan="2">평가기준</td><td>□
출석</td><td>□
사전학습</td><td>□
교수평가</td><td>□
과제(보고서)</td><td>□
표준
환자평가</td><td>□
핵심기본
간호술</td></tr>
<tr><td>%</td><td>%</td><td>%</td><td>%</td><td>%</td><td>%</td></tr>
<tr><td>3. 사례개요</td><td colspan="7">환아: 나○○(F/1st day)
상황: 당신은 신생아중환자실 간호사로 Day 근무를 하는 중임
금일 재태 기간 30주(pre-term)로 출생한 나○○ 아기가 금일 새벽 local을 경유해 신생아중환자실로 입원한 상황이다. 아기는 보육기에서 대상자 감시모니터를 하고 있으며 기도삽관을 한 상태로 인공호흡기 적용이 된 상태이다. 갑자기 무호흡 모니터의 알람소리가 들리고 있다. 증상 완화를 위한 간호를 계획하고 수행하세요.
주증상: 무호흡</td></tr>
<tr><td rowspan="2">4. 사전학습</td><td colspan="7">사전 간호지식
• 신생아 호흡곤란증후군의 병태생리, 치료 및 간호
• 산소요법에 대한 이해
• (폐쇄형) 기관 내 흡인에 대한 이해
• 감염에 대한 이해</td></tr>
<tr><td colspan="7">사전 간호술기
• 활력징후 사정
• 호흡 사정
• 산소투여 방법
• 폐쇄형 기관 내 흡입</td></tr>
<tr><td>5. 학습목표</td><td colspan="7">• 무호흡신생아의 자료(초기 사정)를 수집할 수 있다.
• 호흡곤란증후군 신생아를 사정하고 관리할 수 있다.
• 환아의 상태를 주치의에게 보고할 수 있다.
• 무호흡 환아를 위한 치료적 간호중재를 수행할 수 있다.
• 수행한 간호내용을 기록할 수 있다.</td></tr>
<tr><td>6. 학습성과의 연관성</td><td colspan="7">PO
PO
PO
PO</td></tr>
</table>

7. 핵심기본간호술과의 연계성	산소포화도 측정과 심전도 모니터 적용, 기관내 흡인
8. 연계된 임상실습교과목	기본간호학 실습, 아동간호학 실습

9. 환경준비

시뮬레이션 환경(Simulated setting)

☑ NICU

☐ Pediatrics ward

시뮬레이터(Simulator needed)

☑ Human patient simulator(Simbaby)

☐ Other

작동모드(Simulation mode)

☑ Manual

☐ Programmed

약물/수액(Medications/Fluids)

☑ Medication: phenbrex, Ventoline nebule, Pulmicort(5mg) nebule

☑ 1:4 solution 500mL

소도구(Props)

☑ Clothing

☐ Wounds/Dressings

마네킹에 부착할 기구/장비(Equipment attached to manikin)

☑ ID band/Allergy band

☑ IV site

  ☑ Peripheral

☑ Oxygen equipment: ventilator

☑ SpO_2/Pulse oximeter

모니터(Monitor)

☑ Patient monitor

☑ SpO_2 monitor

☑ Apnea monitor

실습 시 필요한 장비(Equipment available in room)

☐ IV treatment cart

☑ Infusion Pump

☑ Vital sign equipment

☑ Nubulizer

☑ Other: 전화기/팬라이트, 청진기

실습 시 필요한 소모품(Supplies available in room)

☑ Nubulizer

☑ O_2 mask

☑ Airway devices

☑ Endo-tracheal tube

☑ Other: pacifier, 모자, Gavage tube 5Fr, presser cup

의무기록(Documentation forms)

☑ V/S record

☑ Physician orders

☑ History & Physical

☑ Nursing admission

☑ Medication administration record
☑ Standing(Protocol) orders
☐ Lab report

10. 역할배정

- 그룹별 학생 수(recommended student group size): 3명
- 역할 배정(assignment of roles): S=student, F=faculty
  S1 Primary nurse: 환아 활력징후 및 폐음 측정, 의사 처방에 따른 간호제공(1)
  S2 Primary nurse: 의사에게 보고, 의사 처방에 따른 간호제공(2)
  S3 Primary nurse: 의사 처방에 따른 간호제공(3)
- 교수역할 규명(identify faculty roles needed)
  1. 시뮬레이터와 환경설정 및 평가
  2. 간호사로부터 환자상태에 대한 전화보고를 받고 전화처방을 내는 의사역할 수행
     "Suction 해주시고요. 처방입력하였으니 Nebulization 해주시고, 처방된 항생제도 투여해주세요?"
  3. 역할과 관련된 주요 정보(Important information related to roles) 제공
     대상자 사정, 의사보고, 투약간호, 산소요법, 기관 내 흡인, 환자안전 확보 등

11. 환자정보

Patient Name	나○○		
Patient Age	금일 출생(재태기간 30주 pre-term)		
Height	40cm	Weight	2,020g
Religion			
Occupation			
Primary Caregiver	엄마		
Allergies	없음		
Family History	없음		
Social History	없음		
Past Medical History	없음		
Immunization	B형 간염 1차		
Medication	감기약 복용		
Present Illness	RDS(신생아호흡곤란증후군)		
Primary Medical Diagnosis	RDS(신생아호흡곤란증후군), PDA(동맥관개존증)		

II. 상황소개 및 지침

상황 요약	당신은 신생아중환자실에 Day duty 근무 중인 간호사이다. 금일 재태 기간 30주(pre-term)주로 출생한 나○○ 아기가 금일 새벽 local을 경유해 신생아중환자실로 입원한 상황이다. 아기는 보육기에서 대상자감시모니터를 하고 있으며 기도삽관을 한 상태로 인공호흡기 적용이 된 상태이다. 증상 완화를 위한 간호를 계획하고 수행하세요.	
주증상	호흡곤란, 청색증, 무호흡	진단명: respiratory distress syndrome
환자이름	나○○	
환자특성	연령: pre-term(재태기간 30주)	성별: 여아
	재태기간 30주 pre-term으로 출생한 여자로 출생 시 체중 2,020g 며, 출생 시 APGAR 점수는 5점, 3점이었다. RDS 의심되어 local clinic 에서 본원으로 이송되었으며, PDA 에 대한 치료적 목적으로 infusion pump를 통하여 IV로 indometh-acin이 투여되고 있으며, endo-tracheal intubation 후 인공호흡기(ventilator)가 적용된 상태이며, 5 Fr gavage tubere 삽입된 상태이다. 갑자기 무호흡 알람이 울려서 담당간호사가 활력징후, 폐음 등을 청진하였다.	
소요 시간	조별 10~15분	
학생 수행 업무	• 환아의 활력징후를 측정한다. • 환아 정보를 수집하고 사정한다. • 의사 처방에 따른 간호를 제공한다. • 비판적 사고를 바탕으로 간호문제를 발견하고 간호과정을 적용한 간호를 수행한다. • 대상자와 치료적 의사소통을 수행한다. • 시뮬레이션 후 간호기록을 한다. • 간호과정은 조별로 mapping 형식으로 작성한다.	
유의사항	• 조별 15분 간호중재를 시행한다. • 시뮬레이션이 종료되면 지정된 장소에서 비디오로 녹화된 내용을 보며 조별 디브리핑을 한다. • 조별 디브리핑 후 핵심기본간호술 또는 다른 조의 관찰한 내용을 관찰 기록지에 기록한다. • 모든 조의 시뮬레이션이 종료되면 물품을 정리하고 지정된 장소에서 교수와 함께 디브리핑에 참여한다. • 조별 디브리핑과 전체 디브리핑 후 디브리핑 내용과 성찰일지 및 자가평가지를 작성한다.	

III. 수업운영

주제	호흡곤란증후군 신생아 간호			예정시간: 시뮬레이션 15분/팀			
교육 목표	호흡곤란증후군 신생아에게 비판적 사고에 근거한 간호과정 적용하고 임상적 추론을 하여 간호중재를 수행한다.						
참가 학생수	평가기준						
명	□ 출석	□ 사전학습	□ 교수평가	□ 과제(보고서)	□ 표준환자평가	□ 핵심기본간호술	□ 태도
	%	%	%	%	%	%	%

소요시간	수업운영 계획	비고
20분	• 출석 확인 • 조 편성 및 평가기준 확인 • 환자 소개, 호흡곤란 환아 간호에 대하여 학습 점검 • 시뮬레이션 실습실 라운딩	• 1조당 3~4명 • 선행학습 확인(시험) • 시나리오 제시하고 학습목표 토의 • 동영상 • 조별 평가 순서 제비뽑기(이하 평가 순서별로 1~5조로 명명함)
조별 Sim-room 이동		
15분	1조 scenario 구현	• 다른 조는 핵심기본간호술 및 사전학습 재점검
5분	2조 Sim-room 이동	• 스위치 및 다음 조 시뮬레이션실 재OT • 1조는 Operating room에서 2조 시뮬레이션 모니터링 준비
15분	2조 scenario 구현	• 1조는 2조 모니터링 • 다른 조는 핵심기본간호술 및 사전학습 재점검
5분	3조 Sim-room 이동	• 스위치 및 다음 조 시뮬레이션실 재OT • 1조는 디브리핑 룸으로 이동하여 (1조 동영상 시청 후) mapping 및 간호과정, 간호기록 작성 • 2조는 Operating room에서 3조 시뮬레이션 모니터링 준비
10분	휴식	
15분	3조 scenario 구현	• 2조는 3조 모니터링 • 다른 조는 핵심기본간호술 및 사전학습 재점검
5분	4조 Sim-room 이동	• 스위치 및 다음 조 시뮬레이션실 재OT • 2조는 디브리핑 룸으로 이동하여 (2조 동영상 시청 후) mapping 및 간호과정, 간호기록 작성 • 3조는 operating room에서 4조 시뮬레이션 모니터링 준비
15분	4조 scenario 구현	• 3조는 4조 모니터링 • 다른 조는 핵심기본간호술 및 사전학습 재점검
5분	5조 Sim-room 이동	• 스위치 및 다음 조 시뮬레이션실 재OT • 3조는 디브리핑 룸으로 이동하여 (3조 동영상 시청 후) mapping 및 간호과정, 간호기록 작성 • 4조는 Operating room에서 5조 시뮬레이션 모니터링 준비
15분	5조 scenario 구현	• 4조는 5조 모니터링 • 다른 조는 핵심기본간호술 및 사전학습 재점검
10분	• 1~3조는 시뮬레이션실 정리정돈 • 5조는 디브리핑 룸으로 이동하여 mapping 및 간호과정, 간호기록 작성	• 4조와 5조는 디브리핑 룸으로 이동하여 (각각 본인 조의 동영상 시청 후) mapping 및 간호과정, 간호기록 작성

10분	휴식	
1~2시간	Debriefing 1. 현실로 되돌아와서 서로의 경험과 느낌에 대한 팀별 공유 내용을 발표 2. 체계적인 검토를 통해 제대로 진행되었는지 분석하고 실제 상황과 대조하여 인지하고 판단 3. Mapping 한 내용을 바탕으로 간호과정에 대한 조별 발표 4. Q & A 및 feedback 제공 5. 시뮬레이션을 통해 새롭게 이해하게 된 것 중 실제로 학생들에게 의미 있고 중요한 것들을 정리 및 반영 6. 보고서 정리 및 성찰일지·자가평가표 작성	

IV. 선행학습

1. 무호흡 환아 간호를 서술하시오.

2. 호흡곤란증후군의 원인을 서술하시오.

3. 호흡곤란증후군의 증상을 서술하시오.

4. 호흡곤란 환아 간호를 서술하시오.

5. 호흡곤란 환아에게 적용될 수 있는 간호진단을 서술하시오.

V. 간호진단 도출 평가

사례에서 도출된 간호진단과 간호진단을 내린 주관적, 객관적 자료를 기술하고 각 간호진단의 간호중재에 대하여 기술하시오.

주관적 자료	
객관적 자료	
간호진단	
간호계획 및 수행	
간호평가	

주관적 자료	
객관적 자료	
간호진단	
간호계획 및 수행	
간호평가	

주관적 자료	
객관적 자료	
간호진단	
간호계획 및 수행	
간호평가	

VI. 조별 디브리핑

1. 구현한 동영상을 보고 성찰한 내용을 서술하시오.

• 어떤 상황이었는가?

• 잘한 점

• 미흡한 점

2. 다른 조의 동영상을 보고 성찰한 내용을 서술하시오.

[_______ 조]

• 어떤 상황이었는가?

• 잘한 점

• 미흡한 점

[_______ 조]

• 어떤 상황이었는가?

• 잘한 점

• 미흡한 점

[_______ 조]

• 어떤 상황이었는가?

• 잘한 점

• 미흡한 점

VII. 전체 디브리핑

1. 지금까지의 상황을 요약해서 서술하시오(각자의 생각이나 느낌 표현)

2. 가장 잘한 점은 무엇이었나?

3. 가장 어려웠던 점은 무엇이었나?

4. 전체적으로 환자간호를 어떻게 수행했다고 평가하는지?

5. 이 환자의 우선적인 문제가 무엇이라고 판단했는가?

6. 문제를 해결하기 위해 우선적으로 수행할 간호활동은 무엇이라고 판단했는가?

7. 오늘 배운 것을 기반으로 실제 상황에 어떻게 적용할 수 있겠는가?

8. 오늘 배운 것 중에서 가장 중요한 것 한 가지를 꼽으라면 무엇인가?

9. 오늘 배운 것 중에서 기억에 남는 것은 무엇인가?

10. 실제로 이 간호활동을 수행했는가?

11. 수행했다면 그 결과를 확인하였는가? 확인의 근거는 무엇이었는가?

12. 실제로 간호활동을 수행하지 못했다면 그 이유는 무엇인가?

13. 우선적인 간호문제 이외에 다른 간호문제는 없었는가?

VIII. 성찰일지

시뮬레이션 시작 전과 후의 흐름에 따라 자신을 성찰하고 필수작성 요소와 육하원칙에 맞추어 작성하시오.

Reflective Paper 필수작성 요소

- 정서(Affective): 시뮬레이션 실습의 목적을 달성하기 위한 과정에서 얻었던 감정, 느낌 등
- 행위(Behavioral): 시뮬레이션 실습 환경에 대한 반응으로 취한 실제행동이나 취하지 못한 행동 등
- 인지(Cognitive): 논리적 사고와 추론

IX. 평가도구

1. 교수용: 수행능력 평가

번호	상황	안함 0	부족 1	충분 2
1	손을 씻는다.			
2	대상자를 확인한다(환자 팔찌 확인).			
3	환아의 활력징후를 측정 및 객관적인 자료를 사정한다. * 의식정도, 혈압, 맥박, 호흡수, 체온, 산소포화도, 호흡양상, 호흡음 청진, 청색증			
4	무호흡에 대한 중재로 환의 피부에 촉각자극을 제공한다.			
5	의사에게 환자상태를 명확하게 보고한다. * 필수 보고사항: 무호흡, 활력징후, 청색증 등			
6	의사처방을 확인하여 동료간호사와 업무분담(협력) 한다.			
7	흉부물리요법을 실시한다.			
8	올바른 절차에 따라 폐쇄형 기관 내 흡인(closed suction)을 실시한다.			
9	경련 시 산소공급을 정확하게 적용한다.			
10	처방된 약물을 첨가하여 nebulization을 실시한다.			
11	처방된 penbrex를 3-way를 통해 올바르고 무균적으로 투여한다.			
12	환아의 안위를 위한 체온 및 체위 간호를 실시한다.			
13	환자 상태를 재평가한다(활격징후, 산소포화도, 폐음, 청색증 등).			
14	재평가상태를 의사에게 보고한다.			
15	간호기록을 하고 사용물품을 정리한다.			
	총점			

2. 태도 평가지

- 성별: 남 (   ) 여 (   )
- 이름:
- 학번:
- 학년: 학년   반

* 다음의 질문들을 읽고 귀하의 생각과 일치하는 해당란에 V표 하시기 바랍니다.

내 용	매우 그렇다	그렇다	보통이다	아니다	전혀 아니다
수업에 대한 흥미가 유발되고 학습의욕도 증진되었다.					
Debriefing을 통하여 활발한 토론과 의견의 공유가 이루어졌다.					
이 학습방법을 통해 간호문제에 체계적으로 접근할 수 있게 되었다.					
이 학습방법을 통해 전공 분야에 대한 관심이 많아졌다.					
이 학습방법을 통해 나 자신의 강점과 약점을 인식하게 되었다.					
임상 실습에 대한 불안이 감소되었다.					
지금까지 학습한 지식을 가지고 대상자의 상황을 파악할 수 있었다.					
간호문제를 정확히 규명하고 우선순위를 설정할 수 있었다.					
설정된 문제의 우선순위에 대한 합리적인 근거를 찾을 수 있었다.					
문제를 해결할 수 있는 적절한 중재방법을 찾을 수 있었다.					
중재내용에 대한 합리적인 근거를 찾을 수 있었다.					
간호중재 목표를 달성했는지에 대한 성과확인 기준을 제시할 수 있었다.					

3. 학생자가평가

- 성별: 남 (　　) 여 (　　)
- 이름:
- 학번:
- 학년: 　　　학년 　　　반

* 다음의 질문들을 읽고 귀하의 생각과 일치하는 해당란에 V표 하시기 바랍니다.

내용	매우 그렇다	그렇다	보통이다	아니다	전혀 아니다
1. 학생은 시뮬레이션 실습 전에 충분히 준비하였다.					
2. 시뮬레이션 실습이 실제상황과 같이 현장감 있고 상황에 몰입할 수 있었다.					
3. 시뮬레이션 실습의 목표가 분명하고 쉽게 이해할 수 있었다.					
4. Open lab 시간은 시뮬레이션 실습에 도움이 되었다.					
5. 시뮬레이션 실습이 임상실무에 적용하는 데 적절하였다.					
6. 시뮬레이션 실습은 동료들과 협력하여 일을 할 수 있는 좋은 기회였다.					
7. 시뮬레이션 실습을 지도하는 교수는 충분히 준비되었다.					
8. 시뮬레이션 실습을 지도하는 교수의 디브리핑(실습 후 토론)은 적절하였다.					
9. 시뮬레이션 실습을 하는 장소와 환경은 적절하였다.					
10. 시뮬레이션 실습에 필요한 시설은 잘 준비되었다.					
11. 호흡곤란 환아의 객관적 자료(초기 사정)를 수집할 수 있다.					
12. 호흡곤란 환아를 사정하고 관리할 수 있다.					
13. 환아의 상태를 주치의에게 보고할 수 있다.					
14. 호흡곤란 환아를 위한 치료적 간호중재를 수행할 수 있다.					
15. 수행한 간호내용을 기록할 수 있다.					

4. 학습에 대한 자신감 평가지

* 시뮬레이션 학습방법을 통해 환자 간호에 대하여 스스로 느끼는 자신감을 아래 0~10 중에서 골라 V 표시하시기 바랍니다.

(0=매우 자신 없음, 10=매우 자신 있음)

0	1	2	3	4	5	6	7	8	9	10

3

CHAPTER

여성건강 간호를 위한 시뮬레이션

시뮬레이션 1

고위험 임신과 출산 간호

시뮬레이션 실습실 유의사항

일반적인 주의사항

- 음식물 반입 및 섭취 절대 금지
- 교육 전·후에는 반드시 손 씻기
- 글러브 착용(필요시)
- 볼펜, 잉크펜, 인쇄물(예: 신문 등)이 마네킹에 닿지 않도록 주의
- 실제 환자처럼 대하기

시뮬레이터 사용법 숙지

다음 항목들을 직접 해보고 방법을 완전히 숙지한 후 체크 표시하세요.
만약 방법을 모를 경우에는 조교 선생님 또는 담당 교수님께 문의하세요.

☐ Check for Pulse

☐ Check for Breathing (Chest rise)

☐ Heart & Lung Sounds

☐ Blood Pressure (Manual)

☐ Monitoring – ECG, SpO_2

☐ Emergency Cart – Equipment

☐ IV & Drug

☐ History Taking & Record Charting

☐ 의무기록지

위의 '일반적인 주의사항' 및 '시뮬레이터 사용법'을 모두 숙지하였습니다.

소속: 간호학과 학번: 이름(서명):

시뮬레이션 교육 중 동영상 촬영에 동의하겠습니다.

소속: 간호학과 학번: 이름(서명):

I. 시나리오 개요

<table>
<tr><td>1. 제목</td><td colspan="7">고위험 임신과 출산 간호</td></tr>
<tr><td rowspan="13">2. 시나리오 운영</td><td colspan="7">Instructor: 교수</td></tr>
<tr><td colspan="7">표준환자: 35~40대 여성(학생 대체 가능)</td></tr>
<tr><td colspan="7">교육대상: 4학년</td></tr>
<tr><td colspan="7">교육명: 고위험 임신과 출산 간호</td></tr>
<tr><td colspan="7">시나리오 수준(단순, 복합): 복합</td></tr>
<tr><td colspan="7">사전 브리핑 시간: 1시간 (6조, 18인 운영 시)</td></tr>
<tr><td colspan="7">시뮬레이션 운영 시간: 2시간 1조(3인)당 20분</td></tr>
<tr><td colspan="7">디브리핑 시간: 1시간</td></tr>
<tr><td colspan="7">실습장소: 시뮬레이션 룸</td></tr>
<tr><td colspan="7">디브리핑 장소: 디브리핑 룸</td></tr>
<tr><td colspan="7">비디오 녹화 여부: 녹화</td></tr>
<tr><td rowspan="2">평가기준</td><td>□
출석</td><td>□
사전학습</td><td>□
교수평가</td><td>□
과제(보고서)</td><td>□
표준
환자평가</td><td>□
핵심기본
간호술</td></tr>
<tr><td>%</td><td>%</td><td>%</td><td>%</td><td>%</td><td>%</td></tr>
<tr><td>3. 사례개요</td><td colspan="7">임신 32주에 최고 혈압이 160mmHg, 최저 혈압이 100mmHg, 손과 다리에 부종이 심하며 두통을 호소하여 산부인과 외래 경유하여 분만대기실로 입원함. 이학적 검사상 소변 중에 단백질이 35mg, 24시간 소변 검사에서 400mL의 결과가 나왔다. 두통을 호소하고 가끔씩 진통이 있다. 혈중 creatinine은 1.2mg/dL 소견을 보였다. 분만대기실 내 1인실로 입원하여 ABR 중이며 집중적인 간호를 시행하는 중임.
N/S 1,000mL IV, 5% DW 1,000mL + 50% magnesium sulfate 10g 60cc/hr IV 투여 중임.
태아전자감시기(fetal monitor)를 설치하여 태아 상태를 관찰 중임.</td></tr>
<tr><td rowspan="2">4. 사전학습</td><td colspan="7">사전 간호지식: 레오폴드 촉진법, 정맥주사, 자간전증 환자 간호, 유치도뇨, 태아심음 양상 변화, 자궁수축, 치료적 의사소통</td></tr>
<tr><td colspan="7">사전 간호술기: 레오폴드 촉진, 정맥주사, 유치도뇨, 치료적 의사소통</td></tr>
<tr><td>5. 학습목표</td><td colspan="7">• 고위험 임신 간호의 목적과 절차를 설명할 수 있다.
• 고위험 임신 간호에 필요한 물품을 준비할 수 있다.
• 고위험 임신 간호(태아위치 확인, 통증간호, 섭취와 배설 등)를 수행할 수 있다.
• 고위험 분만 대상자의 간호문제를 파악하고 간호수행을 기록할 수 있다.
• 환자와 의료팀과의 치료적 의사소통을 할 수 있다.</td></tr>
<tr><td>6. 학습성과의 연관성</td><td colspan="7">PO
PO
PO
PO</td></tr>
<tr><td>7. 핵심기본간호술과의 연계성</td><td colspan="7">정맥주사, 유치도뇨</td></tr>
<tr><td>8. 연계된 임상실습교과목</td><td colspan="7">기본간호학 실습, 여성건강간호학 실습</td></tr>
</table>

9. 환경준비

시뮬레이션 환경(Simulated setting)

☑ Delivery room(분만대기실)

(단, 투약 cart를 침상 옆 가까이 배치)

☐ ICU

시뮬레이터(Simulator needed)

☑ Other: Physico / 성인 여성 모형

작동모드(Simulation mode)

☐ Manual

☑ Programmed

소도구(Props)

☑ 환의

☑ Fetal monitor

☑ Infusion pump

☑ 금식표

표준환자에 부착할 기구/장비
(Equipment attached to standardized patient)

☑ ID band/Allergy band

☑ IV site

  ☑ Peripheral

☑ Oxygen equipment: set to

☑ SpO_2/Pulse oximeter

모니터(Monitor)

☑ Cardiac leads

☑ SpO_2/Pulse oximeter

☑ Suction

☑ Fetal monitor

실습 시 필요한 장비(Equipment available in room)

☑ Vital sign equipment

☑ IV treatment cart

실습 시 필요한 소모품(Supplies available in room)

☑ O_2 delivery devices

☑ Nasal cannula/O_2 mask

☑ Airway devices

☑ Orolaryngeal tube

☑ Foley catheter

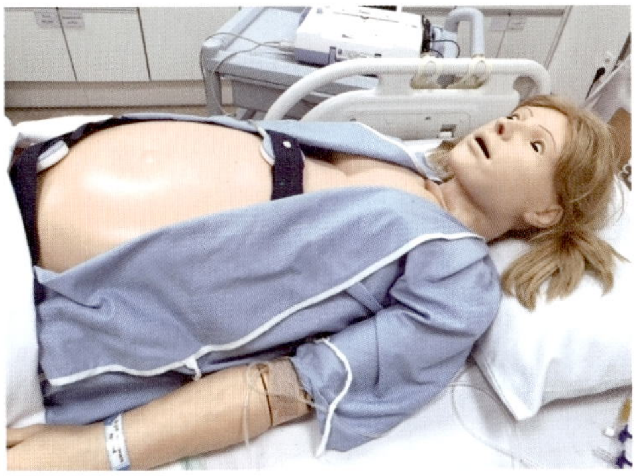

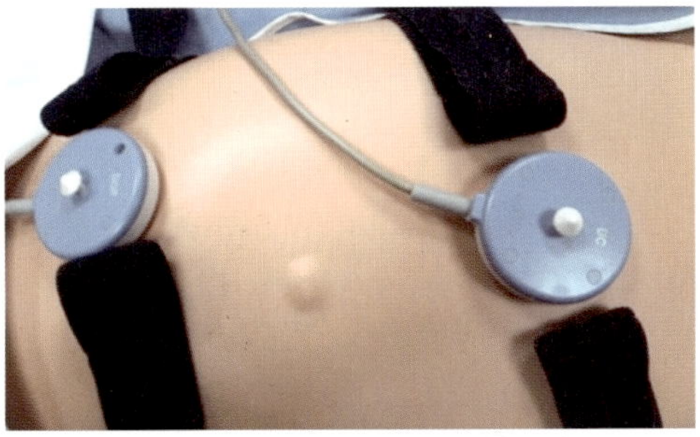

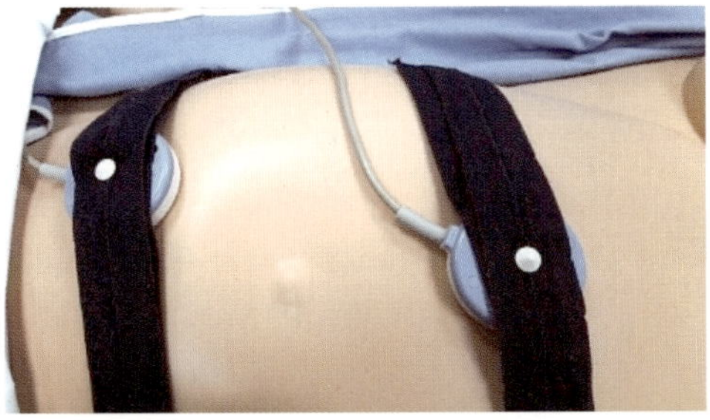

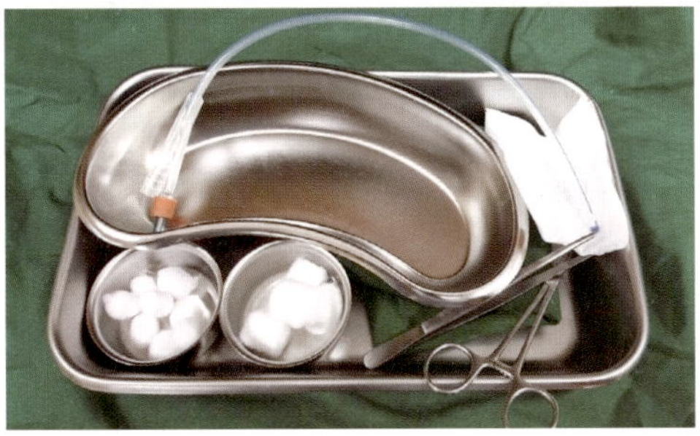

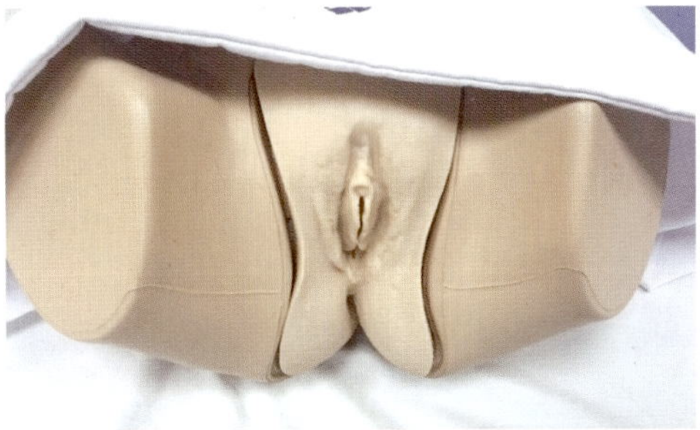

의무기록(Documentation forms)	의사처방(physician order)
☑ V/S record ☑ Admission orders ☑ Physician orders ☑ History & physical ☑ Nursing admission ☑ Medication administration record ☑ Standing(Protocol) orders ☑ Lab report	Admission Order 1. Check V/S q 2hr 2. LSSBD 3. ABR 4. Check fetal heart rate & contraction 5. 주사약 5% DW 1,000mL + 50% magnesium sulfate 12.5g 60cc/hr IV valium 10mg prep. 6. O_2 5L/min N-P inhalation

10. 역할배정

- 그룹별 학생 수(recommended student group size): 3명씩 6조
- 역할 배정(assignment of roles): S=student, F=faculty
  S1 Primary nurse(간호사의 역할)
- 교수역할 규명(Identify faculty roles needed)
  1. 시뮬레이터와 환경 설정 및 평가
  2. 표준환자 교육

11. 환자정보

Patient Name	홍길동		
Height	160cm	Weight	70kg
Religion	기독교		
Occupation	주부		
Primary Caregiver	간병인		
Allergies	없음		
Family History	없음		
Social History	특이사항 없음		
Past Medical History	없음		
Immunization	특이사항 없음		
Medication	없음		
Present Illness	두통, 손과 다리 부종		
Primary Medical Diagnosis	Pre-eclampsia		

II. 상황소개 및 지침

<table>
<tr><th rowspan="1">상황 요약</th><td colspan="2">이경순 임부 임신 32주에 최고 혈압이 180mmHg, 최저 혈압이 110mmHg, 손과 다리에 부종이 심하며 두통을 호소하여 산부인과 외래 경유 하여 분만대기실에 도착한 상황임.
환자는 침상안정 중임.
Normal saline 1,000mL IV, 5% DW 1,000mL + 50% Magnesium sulfate 10g 60cc/hr IV 투여 중임.
Fetal monitor로 태아상태와 자궁 수축 관찰 중임.</td></tr>
<tr><th>환자 역할</th><td colspan="2">학습목표에 따른 상황 연출</td></tr>
<tr><th>주증상</th><td>두통</td><td>진단명: pre-eclampsia</td></tr>
<tr><th>환자이름</th><td colspan="2">홍길동</td></tr>
<tr><th rowspan="3">환자특성</th><td>연령: 35</td><td>성별: 여성</td></tr>
<tr><td>신장: 160cm</td><td>체중: 70kg</td></tr>
<tr><td colspan="2">병색/표정/기분/목소리/자세/몸짓/외모/복장: 환자복을 입고 누워 있으며 정맥주사와 fetal monitor 중으로 유치도뇨한 상태로 침상에 누워 있음.</td></tr>
<tr><th>전반적 정서</th><td colspan="2">부종, 두통 및 자간전증에 대한 치료에 잘 적응하고 있으며 의료진과 치료적 의사소통에 무리가 없음.</td></tr>
<tr><th>현재 투여되는 약물</th><td colspan="2">N/S 1,000mL IV
5% DW 1,000mL + 50% Magnesium sulfate 10g 60cc/hr IV</td></tr>
<tr><th>소요 시간</th><td colspan="2">조별 10~15분</td></tr>
<tr><th>학생수행업무</th><td colspan="2">• 대상자의 의무기록을 숙지한다.
• 비판적 사고를 바탕으로 간호과정을 적용한 간호수행
• 치료적 의사소통
• 핵심 기본간호술 수행: 활력징후 측정, 유치도뇨, 산소요법, 정맥주사요법, 태아심박동 모니터 적용 등
• 간호기록은 조별 디프리핑 시 작성한다.</td></tr>
<tr><th>유의사항</th><td colspan="2">• 1인 5분씩 간호중재 시행. 조별 10~15분
• 간호사 1인이 수행할 중재를 5분씩 나누어 수행한다(한 학생이 5분간 중재를 한 후 다음 학생이 손을 씻고 교대한다).
• 시뮬레이션이 종료되면 지정된 장소에서 비디오로 녹화된 내용을 보면서 조별 디프리핑을 하시오.
• 조별 디브리핑 후 핵심기본간호술평가나 다른 조 관찰한 내용을 관찰 기록지에 기록한다.
• 모든 조의 시뮬레이션이 종료되면 지정된 장소에서 함께 디프리핑에 참여한다.
• 조별 디브리핑과 전체 디브리핑 후 디브리핑내용과 성찰일지를 작성한다.</td></tr>
</table>

Ⅲ. 수업운영

주제	고위험 임신과 출산 간호			예정시간:		
교육 목표	고위험 임신과 출산에 비판적 사고에 근거한 간호과정 적용하고 임상적 추론을 하여 간호중재를 수행한다.					
참가 학생수	평가기준					
명	□ 출석	□ 사전학습	□ 교수평가	□ 과제(보고서)	□ 표준환자평가	□ 핵심기본간호술
	%	%	%	%	%	%
시간	수업운영 계획			비고		
50분	• 출석 확인 • 조 편성 및 평가기준 확인 • 환자 소개, 자간전증 환자 간호에 대하여 학습 • 시뮬레이션 실습실 라운딩			• 1조당 3명 • 선행학습 확인(시험) • 시나리오 제시하고 학습목표 토의 • 동영상		
조별 Sim-room 이동						
20분	1조 scenario 구현			• 2조는 1조 모니터링 • 다른 조는 핵심기본간호술		
10분	2조 Sim-room 이동			• 1조 디브리핑 룸으로 이동하여 mapping 및 간호과정, 성찰일지 작성		
20분	2조 scenario 구현			• 3조는 2조 모니터링 • 다른 조는 핵심기본간호술		
10분	3조 Sim-room 이동			• 2조 디브리핑 룸으로 이동하여 mapping 및 간호과정, 성찰일지 작성		
20분	3조 scenario 구현			• 4조는 3조 모니터링 • 다른 조는 핵심기본간호술		
10분	4조 Sim-room 이동			• 3조 디브리핑 룸으로 이동하여 mapping 및 간호과정, 성찰일지 작성		
20분	4조 scenario 구현			• 5조는 4조 모니터링 • 다른 조는 핵심기본간호술		
10분	5조 S-room 이동			• 4조 디브리핑 룸으로 이동하여 mapping 및 간호과정, 성찰일지 작성		
20분	5조 scenario 구현			• 6조는 5조 모니터링 • 다른 조는 모니터링 및 핵심기본간호술		
10분	6조 Sim-room 이동			• 5조 디브리핑 룸으로 이동하여 mapping 및 간호과정, 성찰일지 작성		
20분	6조 scenario 구현			• 다른 조는 핵심기본간호술		
30분	정리정돈 및 디브리핑 룸 이동					
60분	Debriefing 1. 현실로 되돌아와서 서로의 경험과 느낌을 공유 2. 체계적인 검토를 통해 제대로 진행되었는지 분석하고 실제 상황과 대조하여 인지하고 판단 3. 시뮬레이션을 통해 새롭게 이해하게 된 것 중 실제로 학생들에게 의미 있고 중요한 것들을 정리 및 반영					

IV. 선행학습

1. 자간전증에 대하여 서술하시오.

2. 유치도뇨에 대해 설명하고 중재법을 서술하시오.

3. 레오폴드 촉진법에 대하여 설명하시오.

4. 전자 태아 감시 장치에 따른 태아심음 양상을 설명하시오.

V. 간호진단 도출 평가

사례에서 도출된 간호진단과 간호진단을 내린 주관적, 객관적 자료를 기술하고 각 간호진단의 간호중재에 대하여 기술하시오.

주관적 자료 및 객관적 자료	간호진단	간호계획

VI. 조별 디브리핑

1. 구현한 동영상을 보고 성찰한 내용을 서술하시오.

• 어떤 상황이었는가?

• 잘한 점

• 미흡한 점

2. 다른 조의 동영상을 보고 성찰한 내용을 서술하시오.

[_______ 조]

• 어떤 상황이었는가?

• 잘한 점

• 미흡한 점

[______ 조]

• 어떤 상황이었는가?

• 잘한 점

• 미흡한 점

[______ 조]

• 어떤 상황이었는가?

• 잘한 점

• 미흡한 점

VII. 디브리핑

1. 대상자는 어떤 상황이었는가?

2. 가장 잘한 점은 무엇이었나?

3. 가장 어려웠던 점은 무엇이었나?

4. 전체적으로 환자간호를 어떻게 수행했다고 평가하는지?

5. 이 환자의 우선적인 문제가 무엇이라고 판단했는가?

6. 문제를 해결하기 위해 우선적으로 수행할 간호활동은 무엇이라고 판단했는가?

7. 오늘 배운 것을 기반으로 실제 상황에 어떻게 적용할 수 있겠는가?

8. 오늘 배운 것 중에서 가장 중요한 것 한 가지를 꼽으라면 무엇인가?

9. 오늘 배운 것 중에서 기억에 남는 것은 무엇인가?

10. 실제로 이 간호활동을 수행했는가?

11. 수행했다면 그 결과를 확인하였는가? 확인의 근거는 무엇이었는가?

12. 실제로 간호활동을 수행하지 못했다면 그 이유는 무엇인가?

13. 우선적인 간호문제 이외에 다른 간호문제는 없었는가?

VIII. 성찰일지

시뮬레이션 시작 전과 후의 흐름에 따라 자신을 성찰하고 필수작성 요소와 육하원칙에 맞추어 작성하시오.

Reflective Paper 필수작성 요소

- 정서(Affective): 시뮬레이션 실습의 목적을 달성하기 위한 과정에서 얻었던 감정, 느낌 등
- 행위(Behavioral): 시뮬레이션 실습 환경에 대한 반응으로 취한 실제행동이나 취하지 못한 행동 등
- 인지(Cognitive): 논리적 사고와 추론

IX. 평가도구

1. 표준환자

학생 성명: 학번:

번호	내용	매우 동의	동의	보통	반대	매우 반대
1	표준화 환자와의 만남이 매우 현실적이었다.					
2	표준화 환자와의 만남은 학생의 지식을 측정하기 위한 좋은 방법이다.					
3	표준화 환자와의 만남은 학생의 기술을 측정하기 위해 좋은 방법이다.					
4	표준화 환자와의 만남은 유용한 학습경험이었다.					
5	표준화 환자의 피드백은 건설적이었다.					
6	실제 현장의 환자와 같이 느껴졌다.					
7	표준화 환자와의 만남을 통해 내 능력에 대한 자신감이 생겼다.					
8	표준화 환자와의 만남을 통해 간호수행에 안정감이 생겼다.					
9	표준화 환자와의 만남은 환자와의 관계 형성 능력을 측정하기 위한 좋은 방법이다.					
10	표준화 환자와의 만남은 매우 가치 있는 일이다.					
합계						
기타						

2. 교수용

번호	항목	안함 0	부족 1	충분 2
1	손 씻기를 수행한다.			
2	본인 소개를 한다.			
3	사례에 따라 준비가 필요한 물품이나 기구를 준비한다.			
4	대상자를 확인한다.			
5	처방을 확인한다.			
6	주호소와 연관된 문진을 실시한다.			
7	주호소와 관련된 신체검진 실시 및 간호중재를 한다.			
8	활력징후를 측정한다.			
9	NRS 사정한다.			
10	레오폴드 촉진법을 시행한다.			
11	태아심음을 청취한다.			
12	태아감시기를 시행한다.			
13	정맥수액을 시행한다.			
14	산소요법을 시행한다.			
15	배액관을 관리한다.			
16	정리정돈을 한다.			
17	기록을 한다.			
18	주어진 시간 안에 문제를 확인하고 해결하였는가?			
19	체계적으로 능숙하게 수행하였는가?			
20	과제를 기간 내 제출하였는가?			
총점				

3. 태도 평가지

- 성별: 남 (　　) 여 (　　)
- 이름:
- 학번:
- 학년: 　　　학년 　　　반

* 다음의 질문들을 읽고 귀하의 생각과 일치하는 해당란에 V표 하시기 바랍니다.

내 용	매우 그렇다	그렇다	보통이다	아니다	전혀 아니다
수업에 대한 흥미가 유발되고 학습의욕도 증진되었다.					
Debriefing을 통하여 활발한 토론과 의견의 공유가 이루어졌다.					
이 학습방법을 통해 간호문제에 체계적으로 접근할 수 있게 되었다.					
이 학습방법을 통해 전공 분야에 대한 관심이 많아졌다.					
이 학습방법을 통해 나 자신의 강점과 약점을 인식하게 되었다.					
임상 실습에 대한 불안이 감소되었다.					
지금까지 학습한 지식을 가지고 대상자의 상황을 파악할 수 있었다.					
간호문제를 정확히 규명하고 우선순위를 설정할 수 있었다.					
설정된 문제의 우선순위에 대한 합리적인 근거를 찾을 수 있었다.					
문제를 해결할 수 있는 적절한 중재방법을 찾을 수 있었다.					
중재내용에 대한 합리적인 근거를 찾을 수 있었다.					
간호중재 목표를 달성했는지에 대한 성과확인 기준을 제시할 수 있었다.					

4. 학습에 대한 자신감 평가지

* 시뮬레이션 학습방법을 통해 환자 간호에 대하여 스스로 느끼는 자신감을 아래 0~10 중에서 골라 V 표시하시기 바랍니다.

(0=매우 자신 없음, 10=매우 자신 있음)

0	1	2	3	4	5	6	7	8	9	10

시뮬레이션 2

분만 1기 간호

시뮬레이션 실습실 유의사항

일반적인 주의사항

- 음식물 반입 및 섭취 절대 금지
- 교육 전·후에는 반드시 손 씻기
- 글러브 착용(필요시)
- 볼펜, 잉크펜, 인쇄물(예: 신문 등)이 마네킹에 닿지 않도록 주의
- 실제 환자처럼 대하기

시뮬레이터 사용법 숙지

다음 항목들을 직접 해보고 방법을 완전히 숙지한 후 체크 표시하세요.
만약 방법을 모를 경우에는 조교 선생님 또는 담당 교수님께 문의하세요.

☐ Check for Pulse

☐ Check for Breathing (Chest rise)

☐ Heart & Lung Sounds

☐ Blood Pressure (Manual)

☐ Monitoring – ECG, SpO_2

☐ Emergency Cart – Equipment

☐ IV & Drug

☐ History Taking & Record Charting

☐ 의무기록지

위의 '일반적인 주의사항' 및 '시뮬레이터 사용법'을 모두 숙지하였습니다.

소속: 간호학과 학번: 이름(서명):

시뮬레이션 교육 중 동영상 촬영에 동의하겠습니다.

소속: 간호학과 학번: 이름(서명):

I. 시나리오 개요

<table>
<tr><td>1. 제목</td><td colspan="7">Nursing care for labor and delivery – Stage 1 of delivery(Active phase)</td></tr>
<tr><td rowspan="14">2. 시나리오 운영</td><td colspan="7">Instructor: 교수</td></tr>
<tr><td colspan="7">Operatorr: 교수</td></tr>
<tr><td colspan="7">교육대상: 간호학과 학생(산과영역 이론 및 실습을 모두 이수한 자)</td></tr>
<tr><td colspan="7">교육명: 분만 1기 간호</td></tr>
<tr><td colspan="7">시나리오 수준(단순, 복합): 복합</td></tr>
<tr><td colspan="7">사전 브리핑 시간: 1시간</td></tr>
<tr><td colspan="7">시뮬레이션 운영 시간: 8~10분</td></tr>
<tr><td colspan="7">디브리핑 시간: 15분</td></tr>
<tr><td colspan="7">실습장소: 시뮬레이션 룸</td></tr>
<tr><td colspan="7">디브리핑 장소: 디브리핑 룸</td></tr>
<tr><td colspan="7">비디오 녹화 여부: 녹화</td></tr>
<tr><td rowspan="3">평가기준</td><td>□
출석</td><td>□
사전학습</td><td>□
교수평가</td><td>□
과제(보고서)</td><td>□
표준
환자평가</td><td>□
핵심기본
간호술</td></tr>
<tr><td>%</td><td>%</td><td>%</td><td>%</td><td>%</td><td>%</td></tr>
<tr></tr>
<tr><td>3. 사례개요</td><td colspan="7">36세의 초임부인 ○○○은 임신 39주 3일로 5분 간격 자궁수축을 주소로 입원한 지 5시간이 경과되었다. 현재 oxytocin 5u mix된 fluid 32cc/hr로 주입 중이며, cervix dilatation 6cm으로 지난 1시간가량 cervix condition에 큰 변화 없고 labor 강하지 않아 Amniotomy를 시행한 후 10분이 경과하였다.
Option 1. 간호사는 central monitor를 관찰 중 자궁수축이 시작된 후 fetal heart rate 85회/min까지 내려갔다가 자궁수축이 끝난 후 110회/min으로 회복되는 양상을 확인하였다.
Option 2. 간호사는 central monitor를 관찰 중 자궁수축이 시작된 후 자궁수축이 정점에 달할 때 fetal heart rate 85회/min까지 내려갔다가 자궁수축이 끝나고 얼마간 지난 후 110회/min으로 회복되는 양상을 확인하였다.</td></tr>
<tr><td rowspan="2">4. 사전학습</td><td colspan="7">사전 간호지식
• 분만 대상자 건강사정 및 분만 1기 및 2기 간호 및 관리
• 자궁수축과 태아심음과의 관계
• 산과적 시술(amniotomy)
• Oxytocin 약물 작용과 부작용
• 태아가사상태 사정 및 관리</td></tr>
<tr><td colspan="7">사전 간호술기: 분만 대상자 및 태아건강상태 사정
• 태아감시기 조작 및 해석 방법
• 무균법
• 산소요법
• 호흡법
• 수액요법</td></tr>
<tr><td>5. 학습목표</td><td colspan="7">• 분만 1기 간호를 시행할 수 있다.
– 분만과정에서의 간호문제 파악 및 간호중재수행(불안완화를 위한 심리적 지지, 대상자와 태아의 계속적인 재사정)
• 자궁수축 진행상황을 설명할 수 있다.
• 양막파막술의 절차 및 방법, 목적, 추후관리에 대해 이해하고 있다.
• 산모 및 태아의 건강상태를 시사하는 증후를 판단하고 설명할 수 있다.
• 자궁수축과 태아심음과의 관계를 설명할 수 있다.</td></tr>
</table>

	• 태아가사상태를 사정하고 중재할 수 있다. – 상황 판단 및 보고 – 상황 대처: 체위변경, 호흡법, 산소요법 • 대상자 및 동료팀과의 의사소통을 적절히 수행할 수 있다.
6. 학습성과의 연관성	PO PO PO PO
7. 핵심기본간호술과의 연계성	산소요법
8. 연계된 임상실습교과목	기본간호학 실습, 모성간호학 실습

9. 환경준비

시뮬레이션 환경(Simulated setting)

☐ Obstetrics & Gynecology Wd

☑ DR

시뮬레이터(Simulator needed)

☑ Human patient simulator

☐ Other

작동모드(Simulation mode)

☐ Manual

☑ Programmed

약물/수액(Medications/Fluids)

☐ Medication

소도구(Props)

☑ Clothing

☐ Wounds/dressings

마네킹에 부착할 기구/장비(Equipment attached to manikin)

☐ ID band/Allergy band

☑ IV site

  ☐ Peripheral

☐ Oxygen equipment: set to

☐ SpO_2/Pulse oximeter

모니터(Monitor)

☑ Patient monitor

☑ Fetal monitor

실습 시 필요한 장비(Equipment available in room)

☐ IV treatment cart

☑ Vital sign equipment

실습 시 필요한 소모품(Supplies available in room)

☐ O_2 delivery devices

☑ Nasal cannula

☐ Airway devices

☐ Orolaryngeal tube

☑ Other: External fetal monitor

의무기록(Documentation forms)

☑ V/S record

☑ Admission orders
☑ Physician orders
☑ History & physical
☑ Nursing admission
☑ Medication administration record
☑ Standing(Protocol) orders
☑ Lab report

10. 역할배정

- 그룹별 학생 수(recommended student group size): 3명씩 6조
- 역할 배정(assignment of roles): S=student, F=faculty
  S1 Primary nurse
  F1 Physician/Nurse practition
- 교수역할 규명(identify faculty roles needed)
  1. 대상자 역할
     "너무 힘들어요."
     통증 점수: (8)점
  2. 간호사로부터 환자상태에 대한 전화보고를 받고 전화처방을 내는 의사역할 수행
     산소요법 5L/min bia nasal cannula
     투약증가 및 중지(oxytocin 5u mix된 fluid stop, H/D fluid 30gtt/min hydration)
  3. 역할과 관련된 주요 정보(Important information related to roles)
     S1: 대상자 사정, 의사보고, 투약간호, 산소요법, 환자안전 확보

11. 환자정보

Patient Name	김인식		
Height	162cm	Weight	70kg
Religion	기독교		
Occupation	무직		
Primary Caregiver	배우자		
Allergies	없음		
Family History	없음		
Social History	없음		
Past Medical History	없음		
Immunization	임신 7개월 때 독감예방접종 시행		
Medication	현재 복용 중인 약 없음		
Present Illness	Parity : 2-0-0-1-0 / LMP : 2016. 10. 14. / EDC : 2017. 07. 21.		
Primary Medical Diagnosis	IUP 39^{+3}wks with labor pain		

II. 시나리오 흐름도

단계별 상태 (시간)	학습자 활동 (구체적 간호수행)	대상자 반응 (증상, 요구, 검진결과 등)	교육요점 (촉진활동, 단서 제공)
Initial Stage (2분) • Cervix condition – 8cm dilatation, almost effacement • Fetal station – 0 • Uterine contraction – 3′ Interval, 50″ duration, 70mmHg intensity	• "너무 아파요." "호흡도 출산교실에서 배우긴 했는데 막상 하려니 마음처럼 쉽지 않네요. 너무 무서워요..." • 통증 점수: 8점	○ 대상자 및 태아상태 사정 • 간호사 자신 소개 • 대상자 ID 이중 확인 • 환자 호소 질문(자궁수축양상 확인, 불안 사정 등) • 환자 및 태아 모니터 확인(활력징후, 진통양상, 태아상태 등)	Cue: 자궁수축양상 사정, 심호흡 격려
1st state/interval **2nd state/interval**	Fetal monitor 연출에 따라 Option 1, 2 중 선택하여 적용 혹은 단계적으로 아래의 상황 연출 가능함		
Option 1			
1st state/interval (2분) • Vital sign: 130/90–88–36.6–26 • Fetal condition – Normal acceleration, normal baseline(115 R/min), No deceleration – Membrane intact • Cervix condition – 8cm dilatation – Almost effacement • Fetal station – 0 • Uterine contraction – Interval – 3′ – Duration – 50″ – Intensity – 70mmHg • Self-voiding: 10cc	"너무 아파요~ 아~ 너무 힘들어요." "아기에게 무슨 문제가 생겼나요?" "소변이 안 나와요."	○ 대상자상태 사정 (활력징후, 진통양상, 불안 등) ○ Fetal monitor를 통한 태아상태 사정 ○ 대상자에게 상태 설명	Cue: 심호흡 격려 체위변경 단순도뇨 대상자에게 분만진행상태에 대한 설명 제공 담당의에게 전화로 보고 [의사지시 : H/D fluid 30gtt/min hydration, Nelaton catheterization] (태아상태에 의사보고가 필수적인 상황은 아니라 학습자에 따라 보고를 시행하는 경우가 있음. 의사는 태아상태에 대한 면밀한 사정을 하되 hydration 지시만 내림)
2nd state/interval (3분) • Fetal heart rate 100~120 R/min • 산모 labor 시 마다 통증 호소함		○ 체위변경 시행, 심호흡격려 ○ 의사지시에 따른 중재 시행(수액관리, 단순도뇨 수행)	Cue: 수액관리, 체위변경, 심호흡 격려, 단순도뇨 수행 (측정소변량: 150cc)

Option 2	Variable deceleration 혹은 late deceleration 등 의사보고와 추가처치가 필요한 상황 연출		
1st state/interval (2분) • Vital sign: 130/90-88-36.6-26 • Fetal condition - Variable deceleration (fetal heart rate 90회/min까지 내려갔다가 110회/min으로 회복되는 양상이 자궁수축에 관계없이 나타남) • Cervix condition - 8 cm dilatation - almost effacement • Fetal station - 0 • Uterine contraction - Interval - 3′ - Duration - 50″ - Intensity - 70 mmHg	"문제가 되는 건가요? 어쩌면 좋아요..." "너무 아파요~ 아~ 너무 힘들어요." "이 소리(alarm)는 뭐예요?" "아기에게 무슨 문제가 생겼나요?"	○ 대상자 상태 사정(활력징후, 진통양상, 불안 등) ○ Fetal monitor를 통한 태아상태 사정 ○ 의사에게 환자 상태 설명	Cue: 심호흡 격려 체위변경 산소요법 담당의에게 전화로 보고 [의사지시 : oxytocin 5u mix된 fluid stop, H/D fluid 30gtt/min hydration, O_2 inhalation 5L/min via nasal prong]
2nd state/interval (3분) • Fetal heart rate 100~120 R/min • 산모 labor 시 마다 통증 호소함		○ 체위변경 시행 ○ 의사지시에 따른 중재 시행(수액 관리, 산소요법 수행)	Cue: 수액관리, 체위변경, 심호흡 격려, 산소요법 간호수행
3rd state/interval (1분) • Fetal heart rate 100~120 R/min	"너무 아파요~ 저 언제쯤 아기 낳을 수 있을까요."	○ 대상자와 태아 상태에 대한 계속적인 재평가 ○ 분만 1기 간호수행(심호흡, 불안완화 간호수행)	Cue: 심호흡 격려 분만진행사항 설명 및 불안완화 간호수행

III. 수업운영

주제	분만 1기 간호			예정시간:		
교육 목표	분만 1기 간호에 비판적 사고에 근거한 간호과정 적용하고 임상적 추론을 하여 간호중재를 수행한다.					
참가 학생수	평가기준					
명	□ 출석	□ 사전학습	□ 교수평가	□ 과제(보고서)	□ 표준환자평가	□ 핵심기본간호술
	%	%	%	%	%	%

시간	수업운영 계획	비고
50분	• 출석 확인 • 조 편성 및 평가기준 확인 • 환자 소개, 분만 1기 간호에 대하여 학습 • 시뮬레이션 실습실 라운딩	• 1조당 3명 • 선행학습 확인(시험) • 시나리오 제시하고 학습목표 토의 • 동영상
조별 Sim-room 이동		
20분	1조 scenario 구현	• 2조는 1조 모니터링 • 다른 조는 핵심기본간호술
10분	2조 Sim-room 이동	• 1조 디브리핑 룸으로 이동하여 mapping 및 간호과정, 성찰일지 작성
20분	2조 scenario 구현	• 3조는 2조 모니터링 • 다른 조는 핵심기본간호술
10분	3조 Sim-room 이동	• 2조 디브리핑 룸으로 이동하여 mapping 및 간호과정, 성찰일지 작성
20분	3조 scenario 구현	• 4조는 3조 모니터링 • 다른 조는 핵심기본간호술
10분	4조 Sim-room 이동	• 3조 디브리핑 룸으로 이동하여 mapping 및 간호과정, 성찰일지 작성
20분	4조 scenario 구현	• 5조는 4조 모니터링 • 다른 조는 핵심기본간호술
10분	5조 S-room 이동	• 4조 디브리핑 룸으로 이동하여 mapping 및 간호과정, 성찰일지 작성
20분	5조 scenario 구현	• 6조는 5조 모니터링 • 다른 조는 모니터링 및 핵심기본간호술
10분	6조 Sim-room 이동	• 5조 디브리핑 룸으로 이동하여 mapping 및 간호과정, 성찰일지 작성
20분	6조 scenario 구현	• 다른 조는 핵심기본간호술
30분	정리정돈 및 디브리핑 룸 이동	
60분	Debriefing 1. 현실로 되돌아와서 서로의 경험과 느낌을 공유 2. 체계적인 검토를 통해 제대로 진행되었는지 분석하고 실제 상황과 대조하여 인지하고 판단 3. 시뮬레이션을 통해 새롭게 이해하게 된 것 중 실제로 학생들에게 의미 있고 중요한 것들을 정리 및 반영	

IV. 선행학습

1. 레오폴드 촉진법을 기술하시오.

2. 자궁수축과 태아심음과의 관계를 서술하시오.

3. Oytocin약물작용과 부작용을 설명하시오.

4. 양막파막술의 절차, 방법, 목적 및 추후관리를 서술하시오.

V. 간호진단 도출 평가

사례에서 도출된 간호진단과 간호진단을 내린 주관적, 객관적 자료를 기술하고 각 간호진단의 간호중재에 대하여 기술하시오.

주관적 자료 및 객관적 자료	간호진단	간호계획

VI. 조별 디브리핑

1. 구현한 동영상을 보고 성찰한 내용을 서술하시오.

- 어떤 상황이었는가?

- 잘한 점

- 미흡한 점

2. 다른 조의 동영상을 보고 성찰한 내용을 서술하시오.

[_______ 조]

- 어떤 상황이었는가?

- 잘한 점

- 미흡한 점

[_______ 조]

• 어떤 상황이었는가?

• 잘한 점

• 미흡한 점

[_______ 조]

• 어떤 상황이었는가?

• 잘한 점

• 미흡한 점

VII. 디브리핑

1. 대상자는 어떤 상황이었는가?

2. 가장 잘한 점은 무엇이었나?

3. 가장 어려웠던 점은 무엇이었나?

4. 전체적으로 환자간호를 어떻게 수행했다고 평가하는지?

5. 이 환자의 우선적인 문제가 무엇이라고 판단했는가?

6. 문제를 해결하기 위해 우선적으로 수행할 간호활동은 무엇이라고 판단했는가?

7. 오늘 배운 것을 기반으로 실제 상황에 어떻게 적용할 수 있겠는가?

8. 오늘 배운 것 중에서 가장 중요한 것 한 가지를 꼽으라면 무엇인가?

9. 오늘 배운 것 중에서 기억에 남는 것은 무엇인가?

10. 실제로 이 간호활동을 수행했는가?

11. 수행했다면 그 결과를 확인하였는가? 확인의 근거는 무엇이었는가?

12. 실제로 간호활동을 수행하지 못했다면 그 이유는 무엇인가?

13. 우선적인 간호문제 이외에 다른 간호문제는 없었는가?

VIII. 성찰일지

시뮬레이션 시작 전과 후의 흐름에 따라 자신을 성찰하고 필수작성 요소와 육하원칙에 맞추어 작성하시오.

Reflective Paper 필수작성 요소

- 정서(Affective): 시뮬레이션 실습의 목적을 달성하기 위한 과정에서 얻었던 감정, 느낌 등
- 행위(Behavioral): 시뮬레이션 실습 환경에 대한 반응으로 취한 실제행동이나 취하지 못한 행동 등
- 인지(Cognitive): 논리적 사고와 추론

IX. 평가도구

1. 표준환자

학생 성명: 학번:

번호	내용	매우 동의	동의	보통	반대	매우 반대
1	표준화 환자와의 만남이 매우 현실적이었다.					
2	표준화 환자와의 만남은 학생의 지식을 측정하기 위한 좋은 방법이다.					
3	표준화 환자와의 만남은 학생의 기술을 측정하기 위해 좋은 방법이다.					
4	표준화 환자와의 만남은 유용한 학습경험이었다.					
5	표준화 환자의 피드백은 건설적이었다.					
6	실제 현장의 환자와 같이 느껴졌다.					
7	표준화 환자와의 만남을 통해 내 능력에 대한 자신감이 생겼다.					
8	표준화 환자와의 만남을 통해 간호수행에 안정감이 생겼다.					
9	표준화 환자와의 만남은 환자와의 관계 형성 능력을 측정하기 위한 좋은 방법이다.					
10	표준화 환자와의 만남은 매우 가치 있는 일이다.					
합계						
기타						

2. 교수용

번호	항목	안함 0	부족 1	충분 2
1	손 씻기를 수행한다.			
2	본인 소개를 한다.			
3	사례에 따라 준비가 필요한 물품이나 기구를 준비한다.			
4	대상자를 확인한다.			
5	처방을 확인한다.			
6	주호소와 연관된 문진을 실시한다.			
7	주호소와 관련된 신체검진 실시 및 간호중재를 한다.			
8	활력징후를 측정한다.			
9	NRS 사정한다.			
10	레오폴드 촉진법을 시행한다.			
11	태아심음을 청취한다.			
12	태아감시기를 시행한다.			
13	정맥수액을 시행한다.			
14	산소요법을 시행한다.			
15	배액관을 관리한다.			
16	정리정돈을 한다.			
17	기록을 한다.			
18	주어진 시간 안에 문제를 확인하고 해결하였는가?			
19	체계적으로 능숙하게 수행하였는가?			
20	과제를 기간 내 제출하였는가?			
총점				

3. 태도 평가지

- 성별: 남 ( ) 여 ( )
- 이름:
- 학번:
- 학년: 학년 반

* 다음의 질문들을 읽고 귀하의 생각과 일치하는 해당란에 V표 하시기 바랍니다.

내 용	매우 그렇다	그렇다	보통 이다	아니다	전혀 아니다
수업에 대한 흥미가 유발되고 학습의욕도 증진되었다.					
Debriefing을 통하여 활발한 토론과 의견의 공유가 이루어졌다.					
이 학습방법을 통해 간호문제에 체계적으로 접근할 수 있게 되었다.					
이 학습방법을 통해 전공 분야에 대한 관심이 많아졌다.					
이 학습방법을 통해 나 자신의 강점과 약점을 인식하게 되었다.					
임상 실습에 대한 불안이 감소되었다.					
지금까지 학습한 지식을 가지고 대상자의 상황을 파악할 수 있었다.					
간호문제를 정확히 규명하고 우선순위를 설정할 수 있었다.					
설정된 문제의 우선순위에 대한 합리적인 근거를 찾을 수 있었다.					
문제를 해결할 수 있는 적절한 중재방법을 찾을 수 있었다.					
중재내용에 대한 합리적인 근거를 찾을 수 있었다.					
간호중재 목표를 달성했는지에 대한 성과확인 기준을 제시할 수 있었다.					

4. 학습에 대한 자신감 평가지

* 시뮬레이션 학습방법을 통해 환자 간호에 대하여 스스로 느끼는 자신감을 아래 0~10 중에서 골라 V 표시하시기 바랍니다.

(0=매우 자신 없음, 10=매우 자신 있음)

0	1	2	3	4	5	6	7	8	9	10

4

CHAPTER

지역사회 간호를 위한 시뮬레이션

시뮬레이션 1

지역사회 방문 간호

시뮬레이션 실습실 유의사항

일반적인 주의사항

- 음식물 반입 및 섭취 절대 금지
- 교육 전·후에는 반드시 손 씻기
- 글러브 착용(필요시)
- 볼펜, 잉크펜, 인쇄물(예: 신문 등)이 마네킹에 닿지 않도록 주의
- 실제 환자처럼 대하기

위의 '일반적인 주의사항' 및 '시뮬레이터 사용법'을 모두 숙지하였습니다.

소속: 간호학과　　　　　　학번:　　　　　　　　　이름(서명):

시뮬레이션 교육 중 동영상 촬영에 동의하겠습니다.

소속: 간호학과　　　　　　학번:　　　　　　　　　이름(서명):

I. 시나리오 개요

<table>
<tr><td>1. 제목</td><td colspan="7">지역사회 방문 간호</td></tr>
<tr><td rowspan="13">2. 시나리오 운영</td><td colspan="7">Instructor: 교수</td></tr>
<tr><td colspan="7">표준환자: 70대 남성(학생 대체 가능)</td></tr>
<tr><td colspan="7">교육대상: 3, 4학년</td></tr>
<tr><td colspan="7">교육명: 방문 간호</td></tr>
<tr><td colspan="7">시나리오 수준(단순, 복합): 복합</td></tr>
<tr><td colspan="7">사전 브리핑 시간: 1시간 (10조, 20인 운영 시)</td></tr>
<tr><td colspan="7">시뮬레이션 운영 시간: 2시간 1조(2인)당 10분</td></tr>
<tr><td colspan="7">디브리핑 시간: 40분</td></tr>
<tr><td colspan="7">실습장소: 지역사회 시뮬레이션 룸</td></tr>
<tr><td colspan="7">디브리핑 장소: 디브리핑 룸</td></tr>
<tr><td colspan="7">비디오 녹화 여부: 녹화</td></tr>
<tr><td rowspan="2">평가기준</td><td>☐
출석</td><td>☐
사전학습</td><td>☐
교수평가</td><td>☐
과제(보고서)</td><td>☐
표준
환자평가</td><td>☐
핵심기본
간호술</td></tr>
<tr><td>%</td><td>%</td><td>%</td><td>%</td><td>%</td><td>%</td></tr>
<tr><td>3. 사례개요</td><td colspan="7">최근 방문보건사업에 등록된 72세 김복남 노인은 58세부터 고혈압 진단받고 항고혈압제를 복용 중이다. 평소 운동을 좋아하지 않고 흡연을 하는 대상자는 항고혈압약 복용을 자주 잊어버리며 주기적인 혈압 관리를 위한 보건소 방문도 잘 지키지 않고 있다. 뿐만 아니라 최근 정기적인 혈액검사 결과 혈당수치가 150mg/dL로 확인되어, 재검사 결과 공복 시 혈당(FBS)은 123mg/dL, 식후 2시간 혈당수치(2PPBS)는 143mg/dL, 당화혈색소 검사(HbA1C)는 7%이다. 보건소 방문 당시 측정한 혈압은 165/100mmHg로 기록되었다.
김노인을 담당한 보건소 지역보건팀 간호사는 2번째 방문계획을 하였다. 방문하기 전 대상자에게 전화를 하여 방문시간을 확인하고 최근 증상을 물어보았다. 생활의 변화는 없었으며 최근 들어 좀 피곤한 것 같다고 말하였다.</td></tr>
<tr><td rowspan="2">4. 사전학습</td><td colspan="7">사전 간호지식: 고혈압, 당뇨병, 방문 간호, 보건교육(투약, 식이, 운동, 금연, 합병증 등), 치료적 의사소통</td></tr>
<tr><td colspan="7">사전 간호술기: 활력징후, 피하주사(간이혈당측정 포함), 치료적 의사소통</td></tr>
<tr><td>5. 학습목표</td><td colspan="7">• 대상자의 건강상태를 사정할 수 있다.
• 대사증후군에 대해 설명할 수 있다.
• 고혈압의 합병증에 대해 설명할 수 있다.
• 투약의 중요성에 대해 설명할 수 있다.
• 고혈압 관리를 위한 보건교육을 수행할 수 있다.
• 당뇨병 예방을 위한 보건교육을 수행할 수 있다.</td></tr>
<tr><td>6. 학습성과의 연관성</td><td colspan="7">PO
PO
PO
PO</td></tr>
<tr><td>7. 핵심기본간호술과의 연계성</td><td colspan="7">활력징후, 피하주사(간이혈당측정 포함)</td></tr>
<tr><td>8. 연계된 임상실습교과목</td><td colspan="7">지역사회간호학 실습, 기본간호학 실습, 성인간호학 실습</td></tr>
</table>

9. 환경준비

시뮬레이션 환경(Simulated setting)

☑ 노인의 방
☑ 투약봉투
☑ 술병, 술잔
☑ 재떨이
☑ 사탕(비스켓 등)

시뮬레이터(Simulator needed)

☑ Other: SP

소도구(Props)

☐ 환의
☐ 기타:

표준환자에 부착할 기구/장비 (Equipment attached to standardized patient)

☑ 안경
☐ 기타:

실습 시 필요한 장비(Equipment available in room)

☑ 방문가방
☑ 아네로이드 혈압기
☑ 청진기
☑ 간이 혈당측정기
☑ 채혈기
☑ 유인물(보건소 교육자료)

실습 시 필요한 소모품(Supplies available in room)

☑ Alcohol Swab
☑ Lancet
☑ Strip
☐ Other:

의무기록(Documentation forms)

☑ 방문 간호 기록지

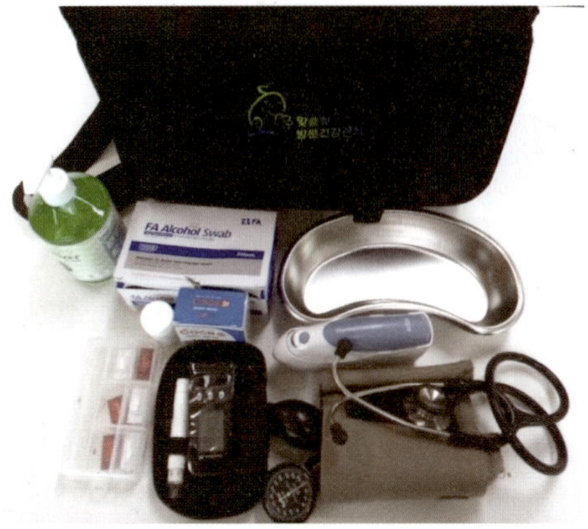

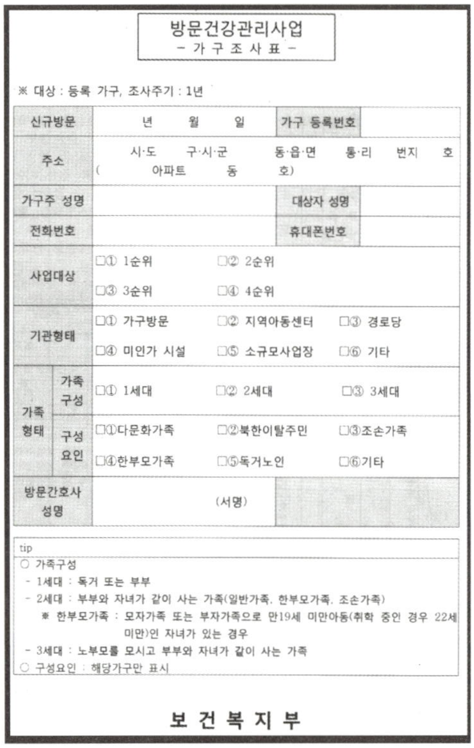

방문건강관리사업
- 가 구 조 사 표 -

※ 대상 : 등록 가구, 조사주기 : 1년

신규방문		년 월 일	가구 등록번호	
주소		시·도 구·시·군 동·읍·면 통·리 번지 호 (아파트 동 호)		
가구주 성명			대상자 성명	
전화번호			휴대폰번호	
사업대상		☐① 1순위 ☐② 2순위 ☐③ 3순위 ☐④ 4순위		
기관형태		☐① 가구방문 ☐② 지역아동센터 ☐③ 경로당 ☐④ 미인가 시설 ☐⑤ 소규모사업장 ☐⑥ 기타		
가족형태	가족구성	☐① 1세대 ☐② 2세대 ☐③ 3세대		
	구성요인	☐①다문화가족 ☐②북한이탈주민 ☐③조손가족 ☐④한부모가족 ☐⑤독거노인 ☐⑥기타		
방문간호사 성명		(서명)		

tip
○ 가족구성
- 1세대 : 독거 또는 부부
- 2세대 : 부부와 자녀가 같이 사는 가족(일반가족, 한부모가족, 조손가족)
※ 한부모가족 : 모자가족 또는 부자가족으로 만19세 미만아동(취학 중인 경우 22세 미만)인 자녀가 있는 경우
- 3세대 : 노부모를 모시고 부부와 자녀가 같이 사는 가족
○ 구성요인 : 해당가구만 표시

보 건 복 지 부

10. 역할배정

- 그룹별 학생 수(recommended student group size): 2명씩 9조~12조
- 역할 배정(assignment of roles): S=student, F=faculty
  S1 Primary nurse(간호사의 역할)
- 교수역할 규명(identify faculty roles needed)
  1. 대상자(방문 간호) 환경 설정 및 평가
  2. 표준환자 교육

11. 환자정보

Patient Name	김복남		
Height	170cm	Weight	71kg
Religion	무		
Occupation	환경개선 요원(노인일자리지원센터)		
Primary Caregiver	딸		
Allergies	없음		
Family History	부: 뇌경색으로 사망		
Social History	특이사항 없음		
Past Medical History	혈압강하제		
Immunization	특이사항 없음		
Medication	혈압강하제 복용 중		
Present Illness	전신피로		
Primary Medical Diagnosis	Hypertension		

II. 상황소개 및 지침

<table>
<tr><td>상황 요약</td><td colspan="2">최근 등록된 대상자 방문을 계획한 상태임.
대상자는 처방받은 혈압강하제의 투약을 정확하게 이행하고 있지 않음.
정기검진 혈액 검사에서 혈당수치가 상승되어 있음.
흡연중이며 하루 약 반갑 정도의 담배를 피우고 있음.
규칙적인 운동은 하지 않고 있음.</td></tr>
<tr><td>환자 역할</td><td colspan="2">학습목표에 따른 상황 연출</td></tr>
<tr><td>주증상</td><td>전신피로, 투약불이행, 흡연</td><td>진단명: Hypertension</td></tr>
<tr><td>환자이름</td><td colspan="2">김복남</td></tr>
<tr><td rowspan="3">환자특성</td><td>연령: 72세</td><td>성별: 남성</td></tr>
<tr><td>신장: 170cm</td><td>체중: 71kg</td></tr>
<tr><td colspan="2">병색/표정/기분/목소리/자세/몸짓/외모/복장: 환경개선업무를 마친 후 집에 돌아와 담배를 피우며 휴식을 취하고 있음.</td></tr>
<tr><td>전반적 정서</td><td colspan="2">고혈압에 담배가 나쁘다는 교육을 받았으나 금연시도는 없으며, 혈당수치가 높다는 얘기에 걱정은 되지만 특별한 자각증상이 없고 보건소에서 당뇨약 투약처방이 있을까 두려워 보건소 방문을 하지 않음. 당뇨약을 한 번 복용하면 평생 먹어야한다고 인식하여 검사결과 확인을 회피하고 있음.</td></tr>
<tr><td>현재 투여되는 약물</td><td colspan="2">혈압강하제</td></tr>
<tr><td>소요되는 시간</td><td colspan="2">조별 10~15분</td></tr>
<tr><td>학생수행업무</td><td colspan="2">• 대상자의 기록을 숙지한다.
• 비판적 사고를 바탕으로 간호과정을 적용한 간호수행
• 치료적 의사소통
• 핵심 기본간호술 수행: 활력징후 측정, 간이혈당측정 등
• 간호기록은 조별 디프리핑 시 작성한다.</td></tr>
<tr><td>유의사항</td><td colspan="2">• 1인 5분씩 간호중재 시행. 조별 10~15분
• 간호사 1인이 수행할 중재를 5분씩 나누어 수행한다(한 학생이 5분간 중재를 한 후 다음 학생이 중재한다.)
• 시뮬레이션이 종료되면 지정된 장소에서 비디오로 녹화된 내용을 보면서 조별 디프리핑을 하시오.
• 조별 디브리핑 후 핵심기본간호술평가나 다른 조 관찰한 내용을 관찰 기록지에 기록한다.
• 모든 조의 시뮬레이션이 종료되면 지정된 장소에서 함께 디프리핑에 참여한다.
• 조별 디브리핑과 전체 디브리핑 후 디브리핑내용과 성찰일지를 작성한다.</td></tr>
</table>

III. 수업운영

<table>
<tr><td>주제</td><td colspan="3">지역사회 방문 간호</td><td colspan="3">예정시간:</td></tr>
<tr><td>교육 목표</td><td colspan="6">고혈압과 내당능장애 대상자에게 비판적 사고에 근거한 간호과정 적용하고 질병 예방과 건강증진을 위한 간호중재를 수행한다.</td></tr>
<tr><td>참가 학생수</td><td colspan="6">평가기준</td></tr>
<tr><td rowspan="2">명</td><td>☐
출석</td><td>☐
사전학습</td><td>☐
교수평가</td><td>☐
과제(보고서)</td><td>☐
표준환자평가</td><td>☐
핵심기본간호술</td></tr>
<tr><td>%</td><td>%</td><td>%</td><td>%</td><td>%</td><td>%</td></tr>
<tr><td>시간</td><td colspan="3">수업운영 계획</td><td colspan="3">비고</td></tr>
<tr><td>50분</td><td colspan="3">• 출석 확인
• 조 편성 및 평가기준 확인
• 대상자 소개, 방문 간호 및 보건교육에 대한 학습
• 시뮬레이션 실습실 라운딩</td><td colspan="3">• 1조당 2명
• 선행학습 확인(시험)
• 시나리오 제시하고 학습목표 토의</td></tr>
<tr><td colspan="7">조별 Sim-room 이동</td></tr>
<tr><td>10분</td><td colspan="3">1조 scenario 구현</td><td colspan="3">• 2조는 1조 모니터링
• 다른 조는 핵심기본간호술</td></tr>
<tr><td>5분</td><td colspan="3">2조 Sim-room 이동</td><td colspan="3">• 1조 디브리핑 룸으로 이동하여 mapping 및 간호과정, 성찰일지 작성</td></tr>
<tr><td>10분</td><td colspan="3">2조 scenario 구현</td><td colspan="3">• 3조는 2조 모니터링
• 다른 조는 핵심기본간호술</td></tr>
<tr><td>5분</td><td colspan="3">3조 Sim-room 이동</td><td colspan="3">• 2조 디브리핑 룸으로 이동하여 mapping 및 간호과정, 성찰일지 작성</td></tr>
<tr><td>10분</td><td colspan="3">3조 scenario 구현</td><td colspan="3">• 4조는 3조 모니터링
• 다른 조는 핵심기본간호술</td></tr>
<tr><td>5분</td><td colspan="3">4조 Sim-room 이동</td><td colspan="3">• 3조 디브리핑 룸으로 이동하여 mapping 및 간호과정, 성찰일지 작성</td></tr>
<tr><td>10분</td><td colspan="3">4조 scenario 구현</td><td colspan="3">• 5조는 4조 모니터링
• 다른 조는 핵심기본간호술</td></tr>
<tr><td>5분</td><td colspan="3">5조 Sim-room 이동</td><td colspan="3">• 4조 디브리핑 룸으로 이동하여 mapping 및 간호과정, 성찰일지 작성</td></tr>
<tr><td>10분</td><td colspan="3">5조 scenario 구현</td><td colspan="3">• 6조는 5조 모니터링
• 다른 조는 핵심기본간호술</td></tr>
<tr><td>5분</td><td colspan="3">6조 Sim-room 이동</td><td colspan="3">• 5조 디브리핑 룸으로 이동하여 mapping 및 간호과정, 성찰일지 작성</td></tr>
<tr><td>10분</td><td colspan="3">6조 scenario 구현</td><td colspan="3">• 다른 조는 핵심기본간호술</td></tr>
<tr><td>5분</td><td colspan="6">정리정돈 및 디브리핑 룸 이동</td></tr>
<tr><td>40분</td><td colspan="6">Debriefing
1. 현실로 되돌아와서 서로의 경험과 느낌을 공유
2. 체계적인 검토를 통해 제대로 진행되었는지 분석하고 실제 상황과 대조하여 인지하고 판단
3. 시뮬레이션을 통해 새롭게 이해하게 된 것 중 실제로 학생들에게 의미 있고 중요한 것들을 정리 및 반영</td></tr>
</table>

IV. 선행학습

1. 고혈압 대상자에게서 투약의 중요성을 서술하시오.

2. 혈압측정 시 주의 사항에 대해 설명하시오.

3. 내당능장애에 대해 서술하시오.

4. 흡연이 대상자에게 미치는 영향을 서술하시오.

V. 간호진단 도출 평가

사례에서 도출된 간호진단과 간호진단을 내린 주관적, 객관적 자료를 기술하고 각 간호진단의 간호중재에 대하여 기술하시오.

주관적 자료 및 객관적 자료	간호진단	간호계획

VI. 조별 디브리핑

1. 구현한 동영상을 보고 성찰한 내용을 서술하시오.

• 어떤 상황이었는가?

• 잘한 점

• 미흡한 점

2. 다른 조의 동영상을 보고 성찰한 내용을 서술하시오.

[______ 조]

• 어떤 상황이었는가?

• 잘한 점

• 미흡한 점

[______ 조]

• 어떤 상황이었는가?

• 잘한 점

• 미흡한 점

[______ 조]

• 어떤 상황이었는가?

• 잘한 점

• 미흡한 점

VII. 디브리핑

1. 대상자는 어떤 상황이었는가?

2. 가장 잘한 점은 무엇이었나?

3. 가장 어려웠던 점은 무엇이었나?

4. 전체적으로 대상자 간호를 어떻게 수행했다고 평가하는지?

5. 이 대상자의 우선적인 문제가 무엇이라고 판단했는가?

6. 문제를 해결하기 위해 우선적으로 수행할 간호활동은 무엇이라고 판단했는가?

7. 오늘 배운 것을 기반으로 실제 상황에 어떻게 적용할 수 있겠는가?

8. 오늘 배운 것 중에서 가장 중요한 것 한 가지를 꼽으라면 무엇인가?

9. 오늘 배운 것 중에서 기억에 남는 것은 무엇인가?

10. 실제로 이 간호활동을 수행했는가?

11. 수행했다면 그 결과를 확인하였는가? 확인의 근거는 무엇이었는가?

12. 실제로 간호활동을 수행하지 못했다면 그 이유는 무엇인가?

13. 우선적인 간호문제 이외에 다른 간호문제는 없었는가?

VIII. 성찰일지

시뮬레이션 시작 전과 후의 흐름에 따라 자신을 성찰하고 필수작성 요소와 육하원칙에 맞추어 작성하시오.

Reflective Paper 필수작성 요소

- 정서(Affective): 시뮬레이션 실습의 목적을 달성하기 위한 과정에서 얻었던 감정, 느낌 등
- 행위(Behavioral): 시뮬레이션 실습 환경에 대한 반응으로 취한 실제행동이나 취하지 못한 행동 등
- 인지(Cognitive): 논리적 사고와 추론

IX. 평가도구

1. 표준환자

학생 성명: 학번:

번호	내용	매우 동의	동의	보통	반대	매우 반대
1	표준화 환자와의 만남이 매우 현실적이었다.					
2	표준화 환자와의 만남은 학생의 지식을 측정하기 위한 좋은 방법이다.					
3	표준화 환자와의 만남은 학생의 기술을 측정하기 위해 좋은 방법이다.					
4	표준화 환자와의 만남은 유용한 학습경험이었다.					
5	표준화 환자의 피드백은 건설적이었다.					
6	실제 현장의 환자와 같이 느껴졌다.					
7	표준화 환자와의 만남을 통해 내 능력에 대한 자신감이 생겼다.					
8	표준화 환자와의 만남을 통해 간호수행에 안정감이 생겼다.					
9	표준화 환자와의 만남은 환자와의 관계 형성 능력을 측정하기 위한 좋은 방법이다.					
10	표준화 환자와의 만남은 매우 가치 있는 일이다.					
합계						
기타						

2. 교수용

번호	항목	안함 0	부족 1	충분 2
1	손 씻기를 수행한다.			
2	사례에 따라 필요한 물품이나 기구를 준비한다.			
3	(대상자 집에 방문하여) 본인소개를 한다.			
4	대상자를 확인한다.			
5	방문목적과 연관된 사정을 한다.			
6	활력징후(혈압)/간이혈당측정을 한다.			
7	대상자를 사정한다(투약 이행, 흡연, 운동, 영양, 당뇨에 대한 인식정도).			
8	보건교육을 수행한다[혈압강하제(투약)의 중요성 및 투약이행, 금연, 운동, 식이 등이 혈압 및 당뇨에 미치는 영향 등].			
9	고혈압 및 당뇨 합병증에 대해 설명한다.			
10	대상자에게 질문할 수 있는 시간을 할애하고 적절하게 응답한다.			
11	지역사회 보건프로그램과 연계한다.			
12	다음 방문 계획에 대해 설명한다.			
13	주어진 시간 안에 문제를 확인하고 해결하였다.			
14	체계적으로 능숙하게 수행하였다.			
15	과제를 기간 내에 제출하였다.			
총점		/30점		

3. 태도 평가지

- 성별: 남 (   ) 여 (   )
- 이름:
- 학번:
- 학년: 학년   반

* 다음의 질문들을 읽고 귀하의 생각과 일치하는 해당란에 V표 하시기 바랍니다.

내 용	매우 그렇다	그렇다	보통 이다	아니다	전혀 아니다
수업에 대한 흥미가 유발되고 학습의욕도 증진되었다.					
Debriefing을 통하여 활발한 토론과 의견의 공유가 이루어졌다.					
이 학습방법을 통해 간호문제에 체계적으로 접근할 수 있게 되었다.					
이 학습방법을 통해 전공 분야에 대한 관심이 많아졌다.					
이 학습방법을 통해 나 자신의 강점과 약점을 인식하게 되었다.					
임상 실습에 대한 불안이 감소되었다.					
지금까지 학습한 지식을 가지고 대상자의 상황을 파악할 수 있었다.					
간호문제를 정확히 규명하고 우선순위를 설정할 수 있었다.					
설정된 문제의 우선순위에 대한 합리적인 근거를 찾을 수 있었다.					
문제를 해결할 수 있는 적절한 중재방법을 찾을 수 있었다.					
중재내용에 대한 합리적인 근거를 찾을 수 있었다.					
간호중재 목표를 달성했는지에 대한 성과확인 기준을 제시할 수 있었다.					

4. 학습에 대한 자신감 평가지

* 시뮬레이션 학습방법을 통해 환자 간호에 대하여 스스로 느끼는 자신감을 아래 0~10 중에서 골라 V 표시하시기 바랍니다.

(0=매우 자신 없음, 10=매우 자신 있음)

0	1	2	3	4	5	6	7	8	9	10

시뮬레이션 2

지역사회 방문 간호대상자 응급 간호

시뮬레이션 실습실 유의사항

일반적인 주의사항

- 음식물 반입 및 섭취 절대 금지
- 교육 전·후에는 반드시 손 씻기
- 글러브 착용(필요시)
- 볼펜, 잉크펜, 인쇄물(예: 신문 등)이 마네킹에 닿지 않도록 주의
- 실제 환자처럼 대하기

위의 '일반적인 주의사항' 및 '시뮬레이터 사용법'을 모두 숙지하였습니다.

소속: 간호학과 학번: 이름(서명):

시뮬레이션 교육 중 동영상 촬영에 동의하겠습니다.

소속: 간호학과 학번: 이름(서명):

I. 시나리오 개요

<table>
<tr><td>1. 제목</td><td colspan="7">지역사회 방문 간호대상자 응급 간호</td></tr>
<tr><td rowspan="13">2. 시나리오 운영</td><td colspan="7">Instructor: 교수</td></tr>
<tr><td colspan="7">표준환자: 50대 남성(학생 대체 가능)</td></tr>
<tr><td colspan="7">교육대상: 3, 4학년</td></tr>
<tr><td colspan="7">교육명: 방문 간호</td></tr>
<tr><td colspan="7">시나리오 수준(단순, 복합): 복합</td></tr>
<tr><td colspan="7">사전 브리핑 시간: 1시간(10조, 20인 운영 시)</td></tr>
<tr><td colspan="7">시뮬레이션 운영 시간: 2시간 1조(2인)당 10분</td></tr>
<tr><td colspan="7">디브리핑 시간: 40분</td></tr>
<tr><td colspan="7">실습장소: 지역사회 시뮬레이션 룸</td></tr>
<tr><td colspan="7">디브리핑 장소: 디브리핑 룸</td></tr>
<tr><td colspan="7">비디오 녹화 여부: 녹화</td></tr>
<tr><td rowspan="2">평가기준</td><td>□
출석</td><td>□
사전학습</td><td>□
교수평가</td><td>□
과제(보고서)</td><td>□
표준
환자평가</td><td>□
핵심기본
간호술</td></tr>
<tr><td>%</td><td>%</td><td>%</td><td>%</td><td>%</td><td>%</td></tr>
<tr><td>3. 사례개요</td><td colspan="7">3년 전부터 고혈압 진단을 받아 혈압강하제를 복용하고 있는 홍길동(58세/남)님은 최근 검사상에 고지혈로 나타나 치료약을 처방 받아 복용하고 있는 중이다.
대상자의 생활습관 사정결과 술은 일주일에 3~4회 마시고 있으며, 담배는 매일 10개비 이상 피우고 있는 것으로 나타났다. 특히 대상자는 술도 같이 판매하는 작은 식당을 운영하고 있는데 새벽까지 장사하고 낮에는 잠을 자야하기 때문에 투약 처방시기나 정기검진을 받는 시기를 자주 지키지 못하고 있다. 방문 간호를 담당하고 있는 김간호사는 홍길동이 고지혈약 처방과 함께 추적 검사일에도 방문하지 않아 대상자가 운영하는 가게에 손님이 없는 시간을 고려하려 방문하기로 하였다. 방문 전 대상자와 통화하여 건강상태 등을 물었으며 대상자는 고지혈증은 증상이 없는 것 같다고 하며, 가끔씩 명치(상복부)가 아프기도 하고 왼쪽 어깨도 결리는 듯한 통증이 있다고 하였다. 가게운영 때문에 시간이 없어 운동은 하지 못하고 있다고 말하였다.</td></tr>
<tr><td rowspan="2">4. 사전학습</td><td colspan="7">사전 간호지식: 고혈압, 고지혈증, 협심증, 심근경색, 방문 간호, 보건교육(투약, 식이, 운동, 금연, 합병증 등), 치료적 의사소통</td></tr>
<tr><td colspan="7">사전 간호술기: 활력징후, 심폐소생술, 치료적 의사소통</td></tr>
<tr><td>5. 학습목표</td><td colspan="7">• 대상자의 건강상태를 사정할 수 있다.
• 투약의 중요성에 대해 설명할 수 있다.
• 대사증후군에 대해 설명할 수 있다.
• 고혈압 관리를 위한 보건교육을 수행할 수 있다.
• 심혈관질환 예방을 위한 보건교육을 수행할 수 있다.
• 심폐소생술을 수행할 수 있다.</td></tr>
<tr><td>6. 학습성과의 연관성</td><td colspan="7">PO
PO
PO
PO</td></tr>
<tr><td>7. 핵심기본간호술과의 연계성</td><td colspan="7">활력징후, 기본심폐소생술</td></tr>
<tr><td>8. 연계된 임상실습교과목</td><td colspan="7">지역사회간호학 실습, 기본간호학 실습, 성인간호학 실습</td></tr>
</table>

9. 환경준비

시뮬레이션 환경(Simulated setting)

☑ 대상자의 가게
☑ 투약봉투
☑ 술병, 술잔
☑ 재떨이

시뮬레이터(Simulator needed)

☑ Other: SP

소도구(Props)

☐ 환의
☐ 기타:

표준환자에 부착할 기구/장비 (Equipment attached to standardized patient)

☐ 안경
☐ 기타:

실습 시 필요한 장비(Equipment available in room)

☑ 방문가방
☑ 아네로이드 혈압기
☑ 청진기
☑ 심폐소생모형
☑ 자동제세동기
☑ 유인물(보건소 교육자료)

실습 시 필요한 소모품(Supplies available in room)

☑ Alcohol Swab
☑ Mouth shield
☐ Other:

의무기록(Documentation forms)

☑ 방문 간호 기록지

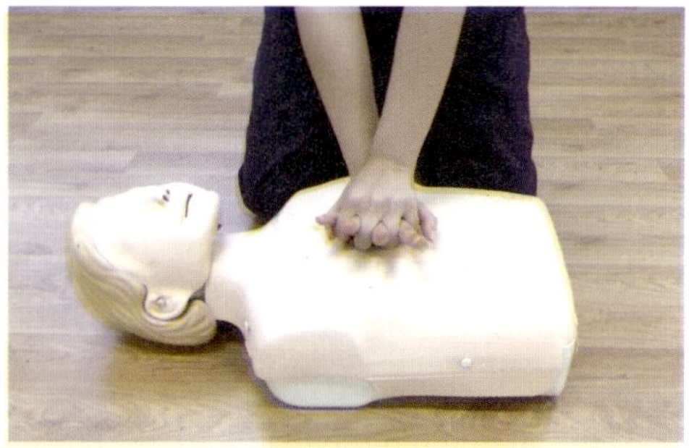

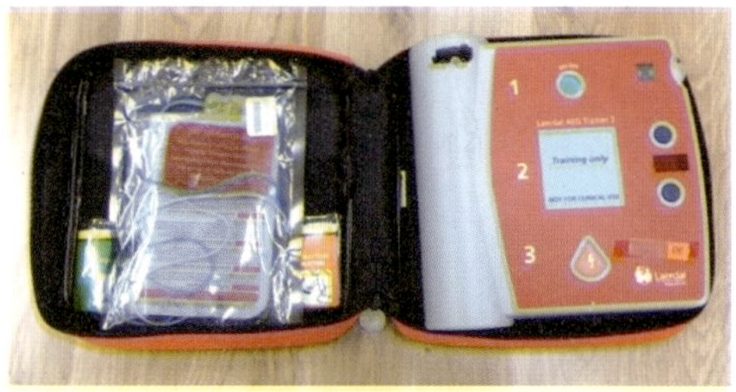

10. 역할배정

- 그룹별 학생 수(recommended student group size): 2명씩 10조
- 역할 배정(assignment of roles): S=student, F=faculty
  S1 Primary nurse(간호사의 역할)
- 교수역할 규명(identify faculty roles needed)
  1. 대상자(방문 간호) 환경 설정 및 평가
  2. 표준환자 교육

11. 환자정보

Patient Name	홍길동		
Height	172cm	Weight	75kg
Religion	무		
Occupation	식당 운영		
Primary Caregiver	아내		
Allergies	없음		
Family History	모: 협심증		
Social History	특이사항 없음		
Past Medical History	혈압강하제		
Immunization	특이사항 없음		
Medication	혈압강하제 복용 중		
Present Illness	상복부 통증, 어깨결림		
Primary Medical Diagnosis	Hypertension		

II. 상황소개 및 지침

<table>
<tr><td>상황 요약</td><td colspan="2">정기투약 처방과 추적검사 일에 방문을 하지 않는 대상자를 방문할 계획임.
대상자는 처방받은 혈압강하제와 고지혈 처방일이 지나도 방문하지 않음.
고지혈 추적검사를 위해 방문하지 않음.
음주와 흡연중이며 하루 약 10개비 이상의 담배를 피우고 있음.
규칙적인 운동은 하지 않고 있음.</td></tr>
<tr><td>환자 역할</td><td colspan="2">학습목표에 따른 상황 연출</td></tr>
<tr><td>주증상</td><td>투약불이행, 정기검진 불이행, 흡연</td><td>진단명: Hypertension</td></tr>
<tr><td>환자이름</td><td colspan="2">홍길동</td></tr>
<tr><td rowspan="3">환자특성</td><td>연령: 58세</td><td>성별: 남성</td></tr>
<tr><td>신장: 172cm</td><td>체중: 75kg</td></tr>
<tr><td colspan="2">병색/표정/기분/목소리/자세/몸짓/외모/복장: 운영하고 있는 식당에서 손님이 없는 시간을 이용해 앉아서 쉬고 있으며 앞에는 피우다 버린 담배가 있음, 지친 표정이며 왼쪽 어깨가 아프다며 맛사지 하고있음.</td></tr>
<tr><td>전반적 정서</td><td colspan="2">고혈압에 고지혈까지 동반되어 심혈관이나 뇌혈관에 합병증이 생길 수 있다는 설명은 들었으나 생계를 위한 가게운영으로 인해 낮시간에 보건소 방문이 어려움. 술과 담배를 끊고 싶지만 육체적인 피로를 풀기 위해 금주와 금연을 실천하지 못하고 있음. 최근 들어 상복부 통증과 왼쪽 어깨 통증이 있어 진료를 받아야겠다고 생각하고 있으며 정기 검진을 받지 못하는 것도 스트레스로 작용하고 있음.</td></tr>
<tr><td>현재 투여되는 약물</td><td colspan="2">혈압강하제</td></tr>
<tr><td>수요시간</td><td colspan="2">조별 10~15분</td></tr>
<tr><td>학생수행업무</td><td colspan="2">• 대상자의 기록을 숙지한다.
• 비판적 사고를 바탕으로 간호과정을 적용한 간호수행
• 치료적 의사소통
• 핵심 기본간호술 수행: 활력징후 측정, 기본심폐소생술 및 제세동기 적용 등
• 간호기록은 조별 디프리핑 시 작성한다.</td></tr>
<tr><td>유의사항</td><td colspan="2">• 1인 5분씩 간호중재 시행. 조별 10~15분
• 간호사 1인이 수행할 중재를 5분씩 나누어 수행한다(한 학생이 5분간 중재를 한 후 다음 학생이 교대한다).
• 시뮬레이션이 종료되면 지정된 장소에서 비디오로 녹화된 내용을 보면서 조별 디프리핑을 하시오.
• 조별 디브리핑 후 핵심기본간호술평가나 다른 조 관찰한 내용을 관찰 기록지에 기록한다.
• 모든 조의 시뮬레이션이 종료되면 지정된 장소에서 함께 디프리핑에 참여한다.
• 조별 디브리핑과 전체 디브리핑 후 디브리핑내용과 성찰일지를 작성한다.</td></tr>
</table>

III. 수업운영

<table>
<tr><td>**주제**</td><td colspan="3">지역사회 방문대상자 응급 간호</td><td colspan="3">예정시간:</td></tr>
<tr><td>**교육 목표**</td><td colspan="6">고지혈증은 동반한 고혈압 대상자에게 비판적 사고에 근거한 간호과정 적용하고 응급상황에 대한 간호중재를 수행한다.</td></tr>
<tr><td>**참가 학생수**</td><td colspan="6">**평가기준**</td></tr>
<tr><td rowspan="2">명</td><td>□
출석</td><td>□
사전학습</td><td>□
교수평가</td><td>□
과제(보고서)</td><td>□
표준환자평가</td><td>□
핵심기본간호술</td></tr>
<tr><td>%</td><td>%</td><td>%</td><td>%</td><td>%</td><td>%</td></tr>
<tr><td>**시간**</td><td colspan="3">**수업운영 계획**</td><td colspan="3">**비고**</td></tr>
<tr><td>50분</td><td colspan="3">• 출석 확인
• 조 편성 및 평가기준 확인
• 대상자 소개, 방문 간호 및 보건교육에 대한 학습
• 시뮬레이션 실습실 라운딩</td><td colspan="3">• 1조당 2명
• 선행학습 확인(시험)
• 시나리오 제시하고 학습목표 토의</td></tr>
<tr><td colspan="7">**조별 Sim-room 이동**</td></tr>
<tr><td>10분</td><td colspan="3">1조 scenario 구현</td><td colspan="3">• 2조는 1조 모니터링
• 다른 조는 핵심기본간호술</td></tr>
<tr><td>5분</td><td colspan="3">2조 Sim-room 이동</td><td colspan="3">• 1조 디브리핑 룸으로 이동하여 mapping 및 간호과정, 성찰일지 작성</td></tr>
<tr><td>10분</td><td colspan="3">2조 scenario 구현</td><td colspan="3">• 3조는 2조 모니터링
• 다른 조는 핵심기본간호술</td></tr>
<tr><td>5분</td><td colspan="3">3조 Sim-room 이동</td><td colspan="3">• 2조 디브리핑 룸으로 이동하여 mapping 및 간호과정, 성찰일지 작성</td></tr>
<tr><td>10분</td><td colspan="3">3조 scenario 구현</td><td colspan="3">• 4조는 3조 모니터링
• 다른 조는 핵심기본간호술</td></tr>
<tr><td>5분</td><td colspan="3">4조 Sim-room 이동</td><td colspan="3">• 3조 디브리핑 룸으로 이동하여 mapping 및 간호과정, 성찰일지 작성</td></tr>
<tr><td>10분</td><td colspan="3">4조 scenario 구현</td><td colspan="3">• 5조는 4조 모니터링
• 다른 조는 핵심기본간호술</td></tr>
<tr><td>5분</td><td colspan="3">5조 Sim-room 이동</td><td colspan="3">• 4조 디브리핑 룸으로 이동하여 mapping 및 간호과정, 성찰일지 작성</td></tr>
<tr><td>10분</td><td colspan="3">5조 scenario 구현</td><td colspan="3">• 6조는 5조 모니터링
• 다른 조는 핵심기본간호술</td></tr>
<tr><td>5분</td><td colspan="3">6조 Sim-room 이동</td><td colspan="3">• 5조 디브리핑 룸으로 이동하여 mapping 및 간호과정, 성찰일지 작성</td></tr>
<tr><td>10분</td><td colspan="3">6조 scenario 구현</td><td colspan="3">• 다른 조는 핵심기본간호술</td></tr>
<tr><td>5분</td><td colspan="6">정리정돈 및 디브리핑 룸 이동</td></tr>
<tr><td>40분</td><td colspan="6">Debriefing
1. 현실로 되돌아와서 서로의 경험과 느낌을 공유
2. 체계적인 검토를 통해 제대로 진행되었는지 분석하고 실제 상황과 대조하여 인지하고 판단
3. 시뮬레이션을 통해 새롭게 이해하게 된 것 중 실제로 학생들에게 의미 있고 중요한 것들을 정리 및 반영</td></tr>
</table>

IV. 선행학습

1. 대사증후군에 대해 서술하시오.

2. 고지혈증이 대상자에게 미치는 영향을 서술하시오.

3. 협심증 자각증상에 대한 대상자 보건교육을 작성하시오.

4. 심폐소생술의 적응증을 서술하시오.

V. 간호진단 도출 평가

사례에서 도출된 간호진단과 간호진단을 내린 주관적, 객관적 자료를 기술하고 각 간호진단의 간호중재에 대하여 기술하시오.

주관적 자료 및 객관적 자료	간호진단	간호계획

VI. 조별 디브리핑

1. 구현한 동영상을 보고 성찰한 내용을 서술하시오.

• 어떤 상황이었는가?

• 잘한 점

• 미흡한 점

2. 다른 조의 동영상을 보고 성찰한 내용을 서술하시오.

[______ 조]

• 어떤 상황이었는가?

• 잘한 점

• 미흡한 점

[______ 조]

- 어떤 상황이었는가?

- 잘한 점

- 미흡한 점

[______ 조]

- 어떤 상황이었는가?

- 잘한 점

- 미흡한 점

VII. 디브리핑

1. 대상자는 어떤 상황이었는가?

2. 가장 잘한 점은 무엇이었나?

3. 가장 어려웠던 점은 무엇이었나?

4. 전체적으로 대상자 간호를 어떻게 수행했다고 평가하는지?

5. 이 대상자의 우선적인 문제가 무엇이라고 판단했는가?

6. 문제를 해결하기 위해 우선적으로 수행할 간호활동은 무엇이라고 판단했는가?

7. 오늘 배운 것을 기반으로 실제 상황에 어떻게 적용할 수 있겠는가?

8. 오늘 배운 것 중에서 가장 중요한 것 한 가지를 꼽으라면 무엇인가?

9. 오늘 배운 것 중에서 기억에 남는 것은 무엇인가?

10. 실제로 이 간호활동을 수행했는가?

11. 수행했다면 그 결과를 확인하였는가? 확인의 근거는 무엇이었는가?

12. 실제로 간호활동을 수행하지 못했다면 그 이유는 무엇인가?

13. 우선적인 간호문제 이외에 다른 간호문제는 없었는가?

VIII. 성찰일지

시뮬레이션 시작 전과 후의 흐름에 따라 자신을 성찰하고 필수작성 요소와 육하원칙에 맞추어 작성하시오.

Reflective Paper 필수작성 요소

- 정서(Affective): 시뮬레이션 실습의 목적을 달성하기 위한 과정에서 얻었던 감정, 느낌 등
- 행위(Behavioral): 시뮬레이션 실습 환경에 대한 반응으로 취한 실제행동이나 취하지 못한 행동 등
- 인지(Cognitive): 논리적 사고와 추론

IX. 평가도구

1. 표준환자

학생 성명: 학번:

번호	내용	매우 동의	동의	보통	반대	매우 반대
1	표준화 환자와의 만남이 매우 현실적이었다.					
2	표준화 환자와의 만남은 학생의 지식을 측정하기 위한 좋은 방법이다.					
3	표준화 환자와의 만남은 학생의 기술을 측정하기 위해 좋은 방법이다.					
4	표준화 환자와의 만남은 유용한 학습경험이었다.					
5	표준화 환자의 피드백은 건설적이었다.					
6	실제 현장의 환자와 같이 느껴졌다.					
7	표준화 환자와의 만남을 통해 내 능력에 대한 자신감이 생겼다.					
8	표준화 환자와의 만남을 통해 간호수행에 안정감이 생겼다.					
9	표준화 환자와의 만남은 환자와의 관계 형성 능력을 측정하기 위한 좋은 방법이다.					
10	표준화 환자와의 만남은 매우 가치 있는 일이다.					
합계						
기타						

2. 교수용: 지식 수행능력 평가

1) 보건교육 시나리오 연출에 대한 평가

번호	항목	안함 0	부족 1	충분 2
1	손 씻기를 수행한다.			
2	사례에 따라 필요한 물품이나 기구를 준비한다.			
3	(대상자 집에 방문하여) 본인소개를 한다.			
4	대상자를 확인한다.			
5	방문목적과 연관된 사정을 한다.			
6	활력징후(혈압)를 측정한다.			
7	대상자를 사정한다(투약 이행, 흡연, 운동, 영양에 대한 인식 정도).			
8	보건교육을 수행한다[혈압강하제(투약)의 중요성 및 투약이행, 금연, 운동, 식이 등이 혈압 및 고지혈증에 미치는 영향 등].			
9	고혈압 및 고지혈증 합병증에 대해 설명한다.			
10	대상자에게 질문할 수 있는 시간을 할애하고 적절하게 응답한다.			
11	지역사회 보건프로그램과 연계한다.			
12	다음 방문 계획에 대해 설명한다.			
13	주어진 시간 안에 문제를 확인하고 해결하였다.			
14	체계적으로 능숙하게 수행하였다.			
15	과제를 기간 내에 제출하였다.			
총점		/30점		

2) 심폐소생술 시나리오 연출에 대한 평가

번호	항목	안함 0	부족 1	충분 2
1	손 씻기를 수행한다.			
2	(대상자 집에 방문하여) 본인소개를 한다.			
3	대상자를 확인한다.			
4	활력징후를 측정한다.			
5	대상자를 사정한다(투약 및 흡연, 신체증상, 흉부통증에 대한 사정).			
6	보건교육을 수행한다(투약교육, 심혈관질환에 대한 보건교육).			
7	고지혈증 및 고혈압 합병증에 대해 설명한다.			
8	보호자를 지정하여 도움을 요청(119에 신고)하도록 하고 자동제세동기를 가지고 오도록 한다.			
9	대상자 호흡 및 맥박을 확인한다.			
10	흉부 압박을 시행한다.			
11	기도를 확보하여(head-tilt chin-lift) 인공호흡 2회 실시한다.			
12	제세동을 실시한다.			
13	주어진 시간 안에 문제를 확인하고 해결하였다.			
14	체계적으로 능숙하게 수행하였다.			
15	과제를 기간 내에 제출하였다.			
총점		/30점		

3. 태도 평가지

- 성별: 남 (　　) 여 (　　)
- 이름:
- 학번:
- 학년:　　　학년　　　반

* 다음의 질문들을 읽고 귀하의 생각과 일치하는 해당란에 V표 하시기 바랍니다.

내 용	매우 그렇다	그렇다	보통 이다	아니다	전혀 아니다
수업에 대한 흥미가 유발되고 학습의욕도 증진되었다.					
Debriefing을 통하여 활발한 토론과 의견의 공유가 이루어졌다.					
이 학습방법을 통해 간호문제에 체계적으로 접근할 수 있게 되었다.					
이 학습방법을 통해 전공 분야에 대한 관심이 많아졌다.					
이 학습방법을 통해 나 자신의 강점과 약점을 인식하게 되었다.					
임상 실습에 대한 불안이 감소되었다.					
지금까지 학습한 지식을 가지고 대상자의 상황을 파악할 수 있었다.					
간호문제를 정확히 규명하고 우선순위를 설정할 수 있었다.					
설정된 문제의 우선순위에 대한 합리적인 근거를 찾을 수 있었다.					
문제를 해결할 수 있는 적절한 중재방법을 찾을 수 있었다.					
중재내용에 대한 합리적인 근거를 찾을 수 있었다.					
간호중재 목표를 달성했는지에 대한 성과확인 기준을 제시할 수 있었다.					

4. 학습에 대한 자신감 평가지

* 시뮬레이션 학습방법을 통해 환자 간호에 대하여 스스로 느끼는 자신감을 아래 0~10 중에서 골라 V 표시하시기 바랍니다.

(0=매우 자신 없음, 10=매우 자신 있음)

0	1	2	3	4	5	6	7	8	9	10

방문건강관리사업

- 가구조사표 -

<table>
<tr><td colspan="2">신규방문</td><td>년 월 일</td><td>가구등록번호</td><td colspan="2"></td></tr>
<tr><td colspan="2">주 소</td><td colspan="4">시 구 동 번지 호
(아파트 동 호)</td></tr>
<tr><td colspan="2">가구주 성명</td><td></td><td>대상자 성명</td><td colspan="2"></td></tr>
<tr><td colspan="2">전화번호</td><td></td><td>휴대폰 번호</td><td colspan="2"></td></tr>
<tr><td colspan="2">사업대상</td><td>□ ① 1순위
□ ③ 3순위</td><td colspan="3">□ ② 2순위
□ ④ 4순위</td></tr>
<tr><td colspan="2">기관형태</td><td>□ ① 가구방문
□ ④ 미인가 시설</td><td colspan="2">□ ② 지역아동센터
□ ⑤ 소규모사업장</td><td>□ ③ 경로당
□ ⑥ 기타</td></tr>
<tr><td rowspan="2">가족형태</td><td>가족구성</td><td>□ ① 1세대</td><td colspan="2">□ ② 2세대</td><td>□ ③ 3세대</td></tr>
<tr><td>구성요인</td><td>□ ① 다문화가족
□ ④ 한부모가족</td><td colspan="2">□ ② 북한이탈주민
□ ⑤ 독거노인</td><td>□ ③ 조손가족
□ ⑥ 기타</td></tr>
<tr><td colspan="2">방문 간호사 성명</td><td colspan="4">(서 명)</td></tr>
</table>

방문건강관리 서비스 기록지

☐ 간호사 ☐ 치과위생사 ☐ 정규직(전담인력 외) ☐ 기타 ( )

대상	제공서비스		/	/	/	/	/
방문형태(① 직접방문 ② 전화방문 ③ 내소 ④ 기타)							
기초검사 (공통)	혈압(수축기압/이완기압)						
	맥박						
	혈당	식전					
		식후					
		HbA1C					
	콜레스테롤						
	TG						
	HDL / LDL						
	Hb						
	기타						
대상자 건강생활 실천교육 (공통)	금연교육						
	절주교육						
	운동실천교육						
	영양교육(저염/저열량)						
	스트레스 관리						
	건강검진(안내, 필요성, 결과)						
	동기부여 및 자조모임 정보 제공						
65세이상 노인	질병 예방교육						
	약물 관리 및 복용교육						
	노인 영양교육						
	요실금 예방 및 관리 교육						
	낙상방지 및 안전교육						
	우울 및 스트레스 관리						
	인지 재활 강화프로그램						
	지역사회 보건·의료기관 정보 제공						

비고란

대상		제공서비스		/	/	/	/	/
취약가정관리	취약가구 관리	스트레스 및 가족역량 측정						
		동기부여 및 자조모임 제공						
		지역사회보건·복지서비스 정보제공						
	가정폭력 및 고위험가구 관리	가족 스트레스 조사 및 관리						
		동기부여 및 자조모임 제공						
건강문제 대상자 관리		투약 확인						
		투약교육						
		질환관리교육						
		질환 합병증 예방교육						
		지역사회 보건의료기관 정보 제공						
고혈압 대상자		투약 확인(1개월에 24일 이상 복용 여부)						
		혈압관리수첩 제공						
		고혈압 영양교육						
		운동요법 교육						
		혈압측정기술 교육 및 시범						
		가족지지와 상담						
당뇨 대상자		투약 확인(1개월에 24일 이상 복용여부)						
		당뇨관리수첩 제공						
		당뇨 영양교육						
		운동요법 교육						
		구강 관리						
		발 관리						
		혈당측정기술 교육 및 시범						
		가족지지와 상담						
재가장애인 관리		기본 건강 관리	위생 관리					
			영양 관리					
			피부 관리(욕창 등)					
			체위 관리					
		교육 및 훈련	연하 관리					
			호흡 관리					
			장·방광 관리					
			만성질환 관리					
		안전관리	낙상예방					
			생활안전 관리					
		일상생활동작 훈련						
		관절구축예방운동 및 교육						
		보행 및 이동 훈련						
		가족교육상담						
		기타						
기타								